同仁眼科手册系列

同仁眼整形眼眶病
诊疗手册

主　　编　李冬梅　史季桐

编　　者（以汉语拼音为序）

　　　　　崔　莹　丁静文　葛　心　侯志嘉
　　　　　姜利斌　李冬梅　李　洋　刘兆川
　　　　　罗丽华　马建民　史季桐　孙　华
　　　　　王　越　辛　月　张　举　赵红姝
　　　　　周　军

编写秘书　辛　月

U0212250

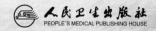

人民卫生出版社
PEOPLE'S MEDICAL PUBLISHING HOUSE

图书在版编目（CIP）数据

同仁眼整形眼眶病诊疗手册 / 李冬梅，史季桐主编
. —北京：人民卫生出版社，2020
（同仁眼科手册系列）
ISBN 978-7-117-30042-1

Ⅰ.①同⋯　Ⅱ.①李⋯　②史⋯　Ⅲ.①眼外科手术 –
整形外科学 – 手册②眼眶疾病 – 诊疗 – 手册　Ⅳ.
①R779.6-62②R777.5-62

中国版本图书馆 CIP 数据核字（2020）第 111218 号

人卫智网	www.ipmph.com	医学教育、学术、考试、健康，
		购书智慧智能综合服务平台
人卫官网	www.pmph.com	人卫官方资讯发布平台

同仁眼科手册系列
同仁眼整形眼眶病诊疗手册

主　　编：李冬梅　史季桐
出版发行：人民卫生出版社（中继线 010-59780011）
地　　址：北京市朝阳区潘家园南里 19 号
邮　　编：100021
E - mail：pmph @ pmph.com
购书热线：010-59787592　010-59787584　010-65264830
印　　刷：北京盛通印刷股份有限公司
经　　销：新华书店
开　　本：787 × 1092　1/32　印张：9.5
字　　数：248 千字
版　　次：2020 年 7 月第 1 版　2020 年 7 月第 1 版第 1 次印刷
标准书号：ISBN 978-7-117-30042-1
定　　价：82.00 元

打击盗版举报电话：010-59787491　E-mail：WQ @ pmph.com
质量问题联系电话：010-59787234　E-mail：zhiliang @ pmph.com

同仁眼科手册系列丛书自初版至今，已有七年余，受到了眼科同行的广泛关注。

北京同仁医院眼科从成立至今已经有 134 年的历史，是国内最有影响力的眼科之一，为国家级重点学科，首批入选国家临床重点专科。每日接诊患者 3 千至 4 千余人次，近五年年门诊量均接近 100 万人次以上，年手术量超过 8 万台次。患者众多，疾病复杂多样，多年来形成了具有同仁特色的一套临床统一的诊疗规范和指南，由此同仁眼科手册系列丛书便应运而生。

同仁眼科手册系列丛书的编写旨在为临床工作提供相对统一的诊疗常规，为眼科相关检查给出准确的操作规范，以提高医疗质量及保障医疗安全。

同仁眼科手册系列丛书内容包括眼科各三级学科疾病诊疗指南、基本检查的操作方法、重要辅助检查技术规范及结果判读、常见手术要点指导、专科护理技术等多个方面，内容丰富，涉及范围广，基本覆盖了临床眼科医生的大部分工作内容。每一本手册的编写，都由其专科团队以及相关专业内有丰富经验的一线临床工作者执笔，由一批知名专家审校，更加侧重临床实际应用，专业性高，实用性及可操作性强。同时，不同手册根据各专业的特点，内容撰写方式也各具特色，文字或图像不同程度的作为重点突出,简明扼要,易学好记。

同仁眼科手册系列丛书自出版以来,受到了广大临床眼科医生的喜爱。无论是初入临床实习的医学生,还是已经工作在岗的临床医生,在日常临床工作中,均可以借鉴手册内容来学习和巩固,提高诊疗及操作水平。

目前已出版的同仁眼科手册包括:《同仁眼科诊疗指南》《同仁玻璃体视网膜手术手册》(第2版)、《同仁荧光素眼底血管造影手册》《同仁间接检眼镜临床应用手册》《同仁眼底激光治疗手册》《同仁日间手术手册》《同仁儿童眼病手册》《同仁眼科急诊手册》《同仁眼外伤手册》等。

这次增补出版的《同仁眼整形眼眶病诊疗手册》由同仁眼整形科与眼眶病科组织编写,同仁眼整形专业在国内乃至亚太地区和欧美地区都具有一定的影响力,该手册也是展示与普及的平台。

这次还增补出版的《同仁眼科专科护理手册》由同仁眼科护理团队组织编写,这是一支经验丰富、脚踏实地的队伍,相信这本书的出版势必会促进眼科专科护理技术的推广,医护之间更好的配合,从而完美地服务于眼科临床。当然,同仁眼科还在致力于更多专业手册系列丛书的筹备编写,请拭目以待。

在此对参与本手册系列丛书撰写的所有同仁以及人民卫生出版社致以诚挚的感谢和敬意!也恳请读者对本手册提出宝贵意见。

魏文斌

2020年4月

1886 年至今,北京同仁医院建立已有 134 年,同仁的历史即是眼科的历史。而作为同仁医院眼科 11 个专科中的眼整形科和眼肿瘤科也有近 30 年历史。这 30 年正是中国乃至世界范围内眼整形眼眶病泪道学科蓬勃发展的时期,现代诊疗设备及技术以及材料学等发展皆带动了眼整形眼眶学科的发展,专业眼整形眼眶队伍也较之前有了较大的发展,眼科医生对于眼整形眼眶泪道病的学习热情亦日益高涨。

眼整形眼眶病泪道学科手术不同于一般眼科手术,它没有固定的手术模式和程序,既要遵循其特有的原则,又要富于计划性和创造性。它运用医学审美与外科技术相结合的手段来矫正和改善病理缺陷及生理不足,是科学与艺术的完美结合。

同仁眼科在其 130 多年的历程中也渐形成同仁特色,作为"同仁眼科诊疗手册"系列之一,编者根据多年的临床经验并结合国内外同行经验,编写此诊疗手册。旨在以简短的篇幅介绍眼整形、眼眶病、泪道疾病的基本诊断、治疗方法,以及手术适应证选择和简要的手术方式。

眼整形眼眶病泪道学科治疗范畴较大,凡涉及眼及附属器官和毗邻部位形态异常和畸形、功能改善和修复以及美学改善皆成为目前眼部整形的治疗范畴。

本书共 20 章,近 300 张图片,囊括了眼睑、眼窝、结膜、泪器及眼眶基本诊疗图片,同时还配有眼整形泪道基本手术操作的 20 个视频资料,使静态与动态信息完美结合。

本书是作者从事眼整形眼眶病泪道诊疗多年的经验积累和介绍,希望对眼科临床工作者有参考价值。由于作者水平所限及学术观点所异,因此必有其局限性,而且谬误之处在所难免,祈盼读者和同道批评指正。

感谢每一位作者的辛勤笔耕,感谢他们能毫无保留地传授其经验,让读者分享他们的技术。

感谢人民卫生出版社在本书的编辑和出版过程中给予的热情鼓励和支持,在此真诚感谢人民卫生出版社每一位编辑、设计者的辛勤奉献。

2020 年注定为不平凡的一年,中华民族一直都是在磨难中崛起。寒冬即将过去,春天终将来临。待到山花烂漫时,让我们尽己所能去拥抱祖国的春天。谨以此书献给我们最美的逆行者。

首都医科大学附属北京同仁医院

李冬梅

2020 年 2 月

第一部分　眼　　睑

第二部分 美容性手术

第三部分 结 膜

第四部分　泪　　器

第一部分

眼睑

眼 睑 炎 症

第一节 睑板腺囊肿

【概述】

睑板腺囊肿又称霰粒肿,是睑板腺开口阻塞,腺体分泌物潴留而引起的无菌性慢性肉芽肿炎症。

睑板腺囊肿的病程缓慢,单发或多发,并且可反复发作。临床表现为眼睑皮下圆形、边界清楚、大小不等、无压痛的硬结(图 1-1)。硬结对应处的睑结膜面常呈紫红色。体积较小的囊肿可自行吸收,多数肿块长期不变或逐渐增大、变软,部分病例可自行破溃,在睑结膜面形成肉芽肿(图 1-2),亦可在皮下形成暗紫红色的肉芽肿(图 1-3)。如

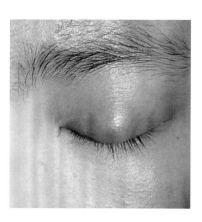

图 1-1 皮肤面隆起,可触及边界清晰的硬结,无红肿、无压痛

3

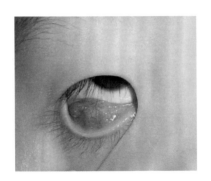

图 1-2　睑板腺囊肿自行破溃,在睑结膜面形成肉芽组织增生

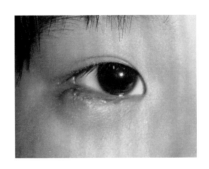

图 1-3　睑板腺囊肿自行破溃,在皮下形成暗紫红色的肉芽肿

病灶继发感染,可形成内睑腺炎。需注意发生于儿童下睑的睑板腺囊肿,若囊肿反复破溃于皮下,可因局部瘢痕收缩导致下睑外翻。

【诊断】

在急性期,眼睑可因局部疼痛而表现为弥漫性炎症,病灶对应处睑板腺开口堵塞。当炎症消退时,可表现为位于睑板的非炎性硬节。该病需与皮脂腺癌、基底细胞癌、鳞癌鉴别。需特别注意:老年患者慢性、反复发作的睑板腺囊肿需要行病理学检查,以排除睑板腺癌的可能。

【治疗】

早期较小的囊肿可试行热敷或理疗,继发感染时可局部涂用抗生素眼膏,但多数无效而需手术治疗。手术应注意切口的选择,如从结膜面切除,则切口需与睑缘垂直。若囊肿破溃于皮下而形成肉芽肿,则需从皮肤面作平行于睑缘的切口。手术时应切除肉芽肿,清理分泌物并切除囊壁避免复发。

视频1
霰粒肿切除术(内霰粒肿)

视频2
霰粒肿切除术(外霰粒肿)

第二节　睑腺炎

【概述】

睑腺炎也称为麦粒肿,是眼睑腺体的急性化脓性炎症。多为葡萄球菌感染,最常见为金黄色葡萄球菌。有红、肿、热、痛的典型急性炎症表现(图1-4)。根据感染的部位不同分为外睑腺炎和内睑腺炎。

内睑腺炎:为睑板腺的急性化脓性炎症。因睑板组织致密,一般病变范围较小,于睑结膜面充血,硬结,2~3日后中心可形成脓点,脓头向结膜面破溃而痊愈。如果致病菌毒性剧烈,炎症可在脓液未破溃前发生扩散并侵及整个睑板,形成眼睑脓肿。

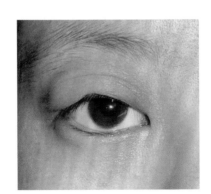

图 1-4　右眼上睑外侧的睑腺炎，表现为眼睑红肿，压痛明显

外睑腺炎：皮脂腺（Zeis 腺）或汗腺（Moll 腺）的急性化脓性炎症。初起眼睑红肿范围弥漫，有硬结，疼痛明显，还可引起反应性球结膜水肿。2~3 日后硬结软化，脓肿形成后向皮肤面破溃，排出脓液，症状缓解。少数可不穿破皮肤排脓而自行吸收。如果致病菌毒性剧烈，炎症可在脓液未破溃前发生扩散并侵及整个睑板，形成眼睑脓肿。此时整个眼睑红肿，并波及同侧颜面部（图 1-5），常伴有高热等全身症状，是十分严重的并发症。

【诊断】

该病表现为眼睑急性红、肿、热、痛并伴腺体周边局灶性、软性肿块，压痛明显。该病需同睑板腺囊肿、眶隔前蜂窝织炎和眼睑脓肿鉴别。

【治疗】

睑腺炎尚未化脓前，热敷每日 3 次，每次 15~20 分钟。眼睑局部及结膜囊内涂抗生素眼膏，必要时口服抗生素。发病 3 日内可行耳尖放血。脓肿已形成应及时切开排脓，外睑腺炎的切口应与睑缘平行，内睑腺炎手术切口则应垂直于睑缘。

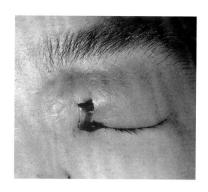

图 1-5　左眼上睑急性外睑腺炎,炎症扩散后形成眼睑脓肿

（刘兆川　李冬梅）

第二章

眼睑良性病变

第一节　鳞状细胞乳头状瘤

【概述】

鳞状细胞乳头状瘤是眼睑最常见的良性肿瘤,也称为皮肤乳头状瘤,好发于中老年人,可发生于眼睑皮肤,睑缘为好发部位。

【临床特征】

其表面呈乳头状,较粗糙,触之有毛刺感,多无蒂,病变颜色和邻近眼睑皮肤相同(图 2-1),可伴有不同程度角化及色素增生。

【组织病理学表现】

病变呈指状突起,增生的鳞状上皮覆盖纤维血管组织,表面有角化过度或灶性角化不全区域。

【治疗】

眼睑鳞状细胞乳头状瘤可定期随访观察,若患者有美容需求,可行手术切除(图 2-2)。也可选择性使用二氧化碳激光、氩激光等方式治疗。眼睑乳头状瘤预后良好,几乎没有恶性倾向。

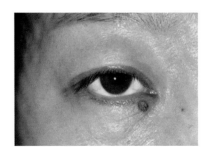

图 2-1　患者女性,39 岁,右下睑鳞状细胞乳头状瘤

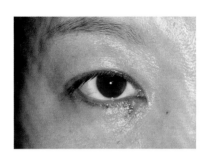

图 2-2　与图 2-1 同一患者,右下睑鳞状细胞乳头状瘤切除术后 1 周

第二节　脂溢性角化病

【概述】

脂溢性角化病是一种常见皮肤良性病变,是基底细胞良性增生性病变,又称基底细胞乳头状瘤、老年疣,易发生于胸背部皮肤,也常见于老年患者面部与眼周区域。

【临床特征】

病变具特征性,表现为圆或卵圆形,钱币样,褐色至暗棕色斑,边界清晰,略为高起,表面呈天鹅绒样或颗粒状,大小多为数毫米,少有数厘米者,常是多发性(图 2-3)。病变可带蒂,外观类似带蒂的乳头状瘤,临床常误诊为色素

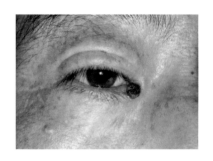

图 2-3 中老年男性,右下睑内眦部基底细胞乳头状瘤,该患者颈部及背部多发类似病灶

痣。短期内出现多发性脂溢性角化病病灶,或原有病灶体积迅速增长,提示患者可能存在内脏恶性肿瘤,特别是合并胃肠道腺癌可能,这种现象称为"Leser-Trélat 征"。

【组织病理学表现】

脂溢性角化病组织病理学表现为基底样细胞良性增生。组织病理学上将其分为六种类型,病变一般表现为六种类型中的一种或几种,其中棘层肥厚型是最常见的。几乎所有类型的脂溢性角化病均表现为表皮角化过度、棘层肥厚和乳头瘤样增生,增生常以基底细胞为主。其特征性表现是上皮内存在数目不等充满角质的假角囊肿。

【治疗】

根据临床情况不同,脂溢性角化病一般可临床观察随访或手术切除治疗。可使用刮除或削除方法处理皮肤表面脂溢性病变,或全层切除表皮和真皮及皮下组织,行一期缝合,无须切除睑板组织。小的扁平病灶可用激光或液氮去除,但局部切除后不除外复发可能。脂溢性角化病病变本身没有恶性倾向,预后良好。

第三节 皮角

【概述】

皮角是一种由大量角蛋白构成的特殊类型的鳞状细

胞乳头状瘤,多见于老年人。

【临床特征】

好发于眼睑、额面部、颈部、头皮、前臂等暴露处。呈圆锥状或圆柱状,皮肤色或浅棕色,长度数毫米至数厘米不等(图2-4)。可伴感染,或自行脱落再度生长,少数会癌变。

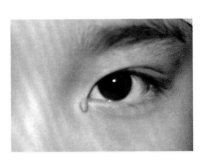

图2-4　患者女性,10岁,位于内眦部的疣状突起

【组织病理学表现】

鳞状上皮呈高度乳头状增生,细胞分化良好,表层细胞高度角化或角化不全,常见于日光性角化病。

【治疗】

如为美容或明确诊断可手术切除。如基底部潮红、出血或浸润时需除外恶变,切除后应作病理检查。该病预后良好,但需警惕恶变可能。

第四节　角化棘皮瘤

【概述】

角化棘皮瘤是发生于成人皮肤的良性炎症性肿瘤,属于一种特殊类型的假上皮瘤样增生。虽然将其归为良性肿瘤一类,但有学者认为其可能为鳞状细胞癌的变异形式。有85%病例发生于面部,5%病例发生于眼睑。多发病变可能与某些家族性癌症综合征有关,如Ferguson-

Smith 综合征和 Muir-Torre 综合征。多发性角化棘皮瘤提示患者可能合并有内脏恶性肿瘤,此为家族性癌症综合征特征性表现。该病易发于免疫抑制患者,尤其是肾移植术后患者。

【临床特征】

角化棘皮瘤表现为硬性结节,中央可有火山口样溃疡,充满角化物质,基底部不向深部浸润(图 2-5),瘤体生长迅速,2 个月内直径可达 0.5~2cm。不经治疗也可有自愈倾向。若病变长期不愈合,临床表现与鳞状细胞癌极为相似。此外病变也可表现为半圆形隆起,伴有中央火山口样凹陷,类似结节溃疡型基底细胞癌。少数病例中病变为"巨大型",但此种类型病变大多被确诊为鳞状细胞癌。

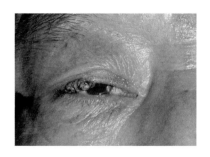

图 2-5 患者男性,60 岁,右上睑缘角化棘皮瘤,肿物中央有溃疡,充满角化物质

【组织病理学表现】

组织病理学上,角化棘皮瘤由分化良好的鳞状上皮细胞组成,中央呈火山口样凹陷,内含角蛋白,可见微小脓肿和炎症细胞浸润。由于角化棘皮瘤也具有高度侵袭性,可浸润至真皮、神经或肌肉,致使本病与鳞状细胞癌较难鉴别。

【治疗】

角化棘皮瘤的治疗包括临床观察、Mohs 法或冰冻监控手术切除。由于本病与鳞状细胞癌不易明确鉴别,目前临床上首选手术切除治疗。若手术切缘干净,术后不易复发。

第五节 眼睑皮脂腺囊肿

【概述】

关于皮脂腺囊肿和表皮包涵囊肿两种术语一直具有争议。皮脂腺囊肿的常见病因为皮质腺导管阻塞,可发生于眼睑和邻近的组织。囊肿也可起源于睑缘的 Zeis 腺。较大的皮脂腺囊肿(毛发囊肿)多发生于富含毛囊的组织。因此,皮脂腺囊肿常累及头皮,有时眉毛也可受累,其次可见于内眦和眼睑处。

【临床特征】

睑板腺的皮脂腺囊肿表现为轻度或无炎症的局限性皮下结节(图 2-6)。通常较小,无严重的临床症状,但可继发感染。睑板腺以外的皮脂腺囊肿表现为缓慢增长的、光滑、可移动的皮下病变,中心区域常有一个脂样粉刺栓子。多为单发性,也可为多发性。可自行破溃,继发炎症反应。

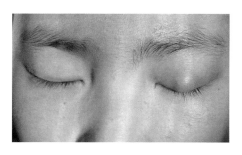

图 2-6 眼睑皮脂腺囊肿

【组织病理学表现】

组织病理学上,皮脂腺囊肿内衬增厚的复层上皮,囊腔内常含有大量的均质嗜酸性物质和少量的角蛋白。囊肿可自发性破裂,引起巨细胞吞噬异物反应。

【治疗】

体积小、无症状的皮脂腺囊肿可以通过观察和热敷治疗。多可自行消退。较大的或有症状的囊肿可以行手术切除。病变很少复发，预后良好。

第六节　表皮包涵囊肿（表皮样囊肿）

【概述】

表皮包涵囊肿由衬以表皮的囊壁和包含较多脱落角蛋白的囊腔组成，一般认为是表皮组织异位生长入真皮层所致，可表现为较小的囊肿如粟粒疹，也可为较大囊肿。粟粒疹很少有临床症状，较大的囊肿临床表现较明显，可累及眼部区域。因为有证据表明表皮包涵囊肿来源于毛囊的漏斗部，因此有学者称其为"漏斗型囊肿"。

【临床特征】

粟粒疹表现为一个或多个，灰白色，有时可为脐凹状，直径 1~3mm 较小的病变，多在中心附近有一个小的角蛋白栓塞即黑头。

典型的表皮包涵囊肿是一种光滑、柔软、黄色、可活动的皮下囊肿（图 2-7）。可为先天性，也可继发于创伤或手术。囊肿可自发性破裂，继发炎症反应。眼周的囊肿可继发细菌感染，多为葡萄球菌和链球菌。眼睑的表皮样囊肿很少恶变。

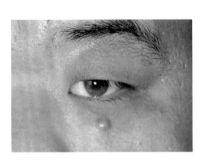

图 2-7　年轻男性，左下睑皮下表皮包涵囊肿

多发性表皮包涵囊肿可见于 Muir-Torre 综合征或 Garder 综合征。在这些综合征中，表皮包涵囊肿的发生与肠癌或其他内脏及皮肤的恶性病变相关。

【组织病理学表现】

组织病理学上，表皮包涵囊肿的囊壁由角质化的上皮细胞构成，囊内含分泌的角蛋白。与皮样囊肿不同，其囊壁不含皮肤附属器。破裂的表皮样囊肿可引起严重的肉芽肿反应（角蛋白肉芽肿）和假癌性增生。极少数情况下，显微镜下可见表皮样囊肿恶变为基底细胞癌或鳞状细胞癌。

【治疗】

粟粒疹可随访观察。也可用手术刀或注射器针头在皮肤表面做切口，去除囊肿内容物。

对于较大的表皮包涵囊肿，彻底切除可达到治愈。

第七节　传染性软疣

【概述】

传染性软疣主要由痘病毒感染引起，可侵犯眼睑并产生肿瘤样病变。之前认为此病多发于儿童，后来发现该病更常见于成人艾滋病患者。传染性软疣是一种传染性皮肤病，儿童通过直接接触传播，成人传播方式通常为性传播，多发于面部、躯干及四肢近心端。

【临床特征】

传染性软疣常表现为孤立或多发的，散在的，直径 1~5mm 的肉色半球形丘疹样病灶（图 2-8）。中央常呈脐状凹陷，有时与基底细胞癌表现相似。脐凹中心可分泌牙膏状或奶酪样物质。病毒颗粒脱落至穹窿结膜可引起滤泡性结膜炎。如未及时治疗，可生成角膜血管翳，并与沙眼表现相似。眼睑传染性软疣也可引起眶周湿疹性皮炎。艾滋病患者的病变较大且更具侵袭性。免疫抑制患儿可致双眼睑严重受累。眼睑传染性软疣有时可能为艾滋病的临床首发症状。

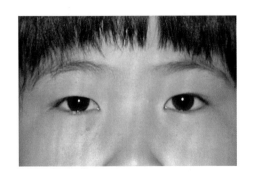

图 2-8　右下睑缘传染性软疣

【组织病理学表现】

组织病理学上,传染性软疣病变主要位于表皮,棘层明显增生增厚,并向下方生长,呈一梨状兜囊样结构,并有多个小叶。表皮表面细胞蜕变充满中心腔,形成脐状,棘层细胞质内出现包涵体(Henderson-Patterson 小体)。包涵体可逐渐增大,压迫受感染的细胞核。

【治疗】

最常用的治疗方法为切除或刮除术。当病灶位于睑缘时,可通过削除术治疗,也可以行射频消融治疗。冷冻和激光疗法主要用于治疗眼外病变。此外,也可局部外用三氯乙酸、维甲酸(Retin-A)、水杨酸及斑蝥素进行治疗。该病预后良好,病灶去除干净后较少复发。

第八节　眼睑黄色瘤及黄色瘤病

【概述】

黄色瘤是较为常见的眼睑皮下组织良性病变,具有典型的临床和组织病理学特点。该病多双眼受累,发病率为1%~3%,女性多于男性,老年人多于年轻人。约50%的黄色瘤患者具有遗传性高脂血症,或糖尿病、胆汁性肝硬化引起的继发性高脂血症,其他患者不伴有血脂异常。

【临床特征】

1. 眼睑黄色瘤　眼睑黄色瘤常见于老年人,为类脂样物质在皮肤组织中沉积。多发生于上睑内侧,也可为发生于下睑的皮肤和皮下,双侧对称性扁平隆起,呈淡黄色斑块状、质软(图 2-9),病变为缓慢进行增大,通常此类患者血清胆固醇水平正常。

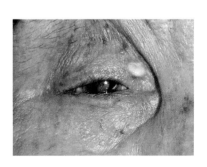

图 2-9　黄色瘤,患者男性,70 岁,右上睑内侧扁平状淡黄色斑块状肿物

2. 眼睑黄色瘤病　眼睑黄色瘤病比黄色瘤的病损范围广,可侵及两侧上下眼睑,也可侵入眶隔而进入眶脂肪组织中(图 2-10),多数患者合并有高脂血症。

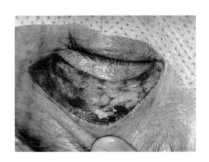

图 2-10　黄色瘤病,手术中可见位于真皮深部的淡黄色斑块

【组织病理学表现】

黄色瘤与脂肪瘤表现相似,可见浅表的真皮网状层大量泡沫状组织细胞浸润。泡沫状细胞多分布在血管周围,

有时可见 Touton 巨细胞,一般不纤维化。

【治疗】

眼睑病变可以随访观察,若病变体积较大或有影响外观时,可考虑手术切除。该病预后良好,病灶切除后可能复发。

第九节 眼睑汗腺腺瘤

【概述】

汗腺腺瘤是常见的来源于外分泌汗腺的良性肿瘤,亦称汗管瘤。约 20% 发生在眼睑。多发生于年轻女性,且好发于亚洲人。

【临床特征】

汗腺腺瘤可单发或多发。多发性汗腺腺瘤多见,且常为双侧发病、对称、多见于下睑(图 2-11)。汗腺腺瘤一般体积较小,难以被患者发现。多发性汗腺腺瘤呈棕黄色,直径为 1~3mm。

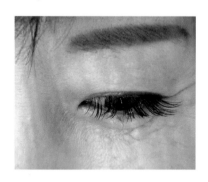

图 2-11 眼睑汗腺腺瘤

【组织病理学表现】

汗腺腺瘤是由外分泌管构成的腺瘤。由致密的纤维组织基质及索状、巢状分布的上皮细胞组成,并可见导管状结构。导管由双层扁平细胞组成,细胞有时呈逗号或蝌蚪样外观。

【治疗】

汗腺腺瘤通常采取保守观察,并可通过化妆改善外观。较大的病灶可以行手术切除以排除肿瘤恶变可能。其他的治疗包括电干燥法、刮除术、磨皮术、二氧化碳激光换肤术等。

第十节 痣

一、眼睑黑色素细胞痣

【概述】

黑色素细胞痣由神经嵴来源的黑色素细胞组成,其在胚胎发育过程中迁移至皮肤。眼睑痣可分为获得性和先天性两大类。在儿童时期,获得性眼睑痣位于上皮基底层中(交界痣),其临床表现较为明显,在青年时期逐渐迁移到真皮层中(复合痣),之后完全存在于真皮层中(皮内痣)。年轻的成年人平均每人约有 15 个皮肤痣,偶有发生于眼睑的情况。多发性痣应怀疑发育不良痣综合征的可能,而该病与恶性黑色素瘤的发生存在一定的关系,倾向于家族发病。

【临床特征】

临床表现随患者年龄和疾病阶段的不同而异。它通常发生于 5~15 岁之间,是一个可逐渐按上述阶段演变的小斑点。眼睑痣种类繁多,从深色色素(黑色素痣)到完全无色素性(无色素痣)。睑缘痣可延伸至睑结膜,因此需要翻转眼睑以便查看完整病变。痣可围绕泪点生长(泪点周围痣)。痣表面可表现为平滑或呈疣状,多数存在毛发。其中有一种特殊的先天性痣为上下睑的分裂痣,在胚胎期上下睑分离之前形成,随着上下睑分开而分开(图 2-12)。

【组织病理学表现】

黑色素细胞痣分为交界型、复合型和皮内型。这三种分型并非全独立的类别,而是痣发展的不同阶段。

典型的痣细胞呈椭圆形或立方形,胞膜清晰,胞质均匀一致,细胞核较大,呈椭圆形或圆形,染色较淡。痣细胞的形态不一,在真皮的浅层,痣细胞可像上皮细胞或上皮样细胞。在真皮深层,痣细胞可像组织细胞、成纤维细胞或施万细胞。

1. 交界痣　痣细胞起源于表皮的基底细胞,扩展至表皮层。因其位于表皮同真皮的交界部位,增生可以比较活跃,故常发生细胞的转化,也可能发生癌变。

2. 皮内痣　痣细胞团位于表皮下的真皮组织内,呈大小比较一致的巢状分布,其周围有胶原纤维束。在真皮深层内,痣细胞为梭形,分散、疏松地排列在间质组织内。纤维结缔组织疏松呈波浪状,酷似神经纤维瘤中的纤维组织。

3. 复合痣　由交界痣和皮内痣二者共同组成。痣细胞巢位于表皮内,或脱离表皮侵入真皮内。

【治疗】

位于眼睑的色素痣可定期观察,对可疑恶变的病灶或影响外观的病灶可手术切除(图 2-13)。有些先天性痣可能累及大部分的眼睑区域,使其治疗非常困难,在这种情况下,医生须认真权衡病灶恶变风险和手术效果。

二、眼皮肤黑色素细胞增多症(太田痣)

【概述】

眼皮肤黑色素细胞增多症是一种先天性色素沉着症,可累及眼周皮肤、葡萄膜、眼眶、同侧脑膜以及同侧硬腭。过多的黑色素细胞可导致葡萄膜、眼眶和脑的恶性黑色素瘤。在眼睑区域,黑色素细胞转化为恶性皮肤黑色素瘤较为罕见。

【临床特征】

临床上,病变皮肤平坦,表现为各种颜色的斑,包括黑色、紫红色、蓝黑、蓝、瓷蓝和棕色,可累及面部和包含眼睑的眼周皮肤(图 2-14)。虽然病变可能分布不规律,但其往往倾向于沿着三叉神经的第一和第二分支分布。偶伴视束和脑膜黑变病,可伴脉络膜、眼眶或脑膜恶性黑色素瘤。另一个相关临床表现为虹膜乳头样凸起,通常表现为虹膜表面不规则、融合以及圆拱形的凸起。

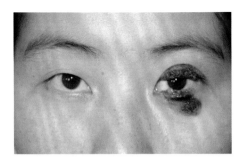

图 2-12　左眼上下眼睑分裂痣

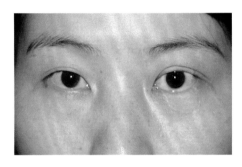

图 2-13　同一患者行眼睑分裂痣切除及皮片
移植术后一年

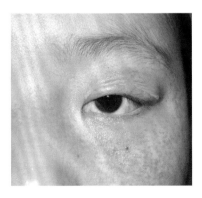

图 2-14　太田痣

【组织病理学表现】

组织病理学检查上,表现为网状真皮内散在稀疏的星形和树枝状黑色素细胞,细胞可环绕皮肤附属器,常与表皮平行排列。

【治疗】

治疗方法通常为定期观察随访。对外貌尚可接受的皮肤病变,患者可以通过化妆掩盖缺陷。也可采用激光治疗。一般不建议手术切除。

三、眼睑蓝痣

【概述】

蓝痣是一种先天性或获得性皮肤病变,以普通蓝痣或细胞性蓝痣的形式出现。普通蓝痣好发于手或足背,但也可发生于全身其他皮肤区域。细胞性蓝痣通常较大,通常发生在臀部区域或骶尾区域。蓝痣是因为皮肤黑色素反射波长较短的蓝色而显现蓝色得名。普通蓝痣没有发展成黑色素瘤的可能性,而细胞性蓝痣则有低度恶变潜能。两种类型在临床上较罕见,均可发生于眼睑、眼周皮肤及眼眶。

【临床特征】

眼睑的蓝痣通常表现为分散的蓝色至黑色结节(图2-15)。病变类似于黑色素细胞痣,但是深入真皮,并且具

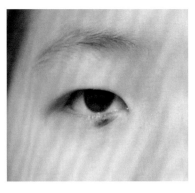

图 2-15　眼睑蓝痣

有特征的蓝灰色。细胞性蓝痣类似于眼皮肤黑色素细胞增多症,但与巩膜或葡萄膜色素沉着或葡萄膜黑色素瘤无关。色素沉着甚至可以累及上腭、眶部和脑,并且可发展为黑色素瘤。

【组织病理学表现】

普通的蓝痣由色素较深的树枝状和/或梭形黑色素细胞组成,胞质内含丰富且粗大的黑色素,这些细胞位于真皮胶原束之中,被胶原纤维分开,亦可位于毛囊,皮脂腺或脂肪的周围。细胞性蓝痣含有相似的黑色素细胞,形成密集聚合的细胞岛,其梭形细胞体积较大,核呈卵圆形,细胞质为苍白色,基本不含或很少含有黑色素。

【治疗】

对于普通蓝痣可以随访观察,也可应患者的美容需求将其切除。眼周细胞性蓝痣面积过大时无法行局部切除,可以采取减瘤手术,如组织病理学检查发现恶变,必要时需行眶内容摘除术进行治疗。

第十一节 眼睑血管瘤

一、眼睑先天性毛细血管瘤

【概述】

先天性皮肤毛细血管瘤亦称婴儿血管瘤、良性血管内皮瘤、草莓状痣,是临床最常见的眼睑血管性肿瘤。该肿瘤为良性的血管组织,刚出生时或在出生后几周之内出现,是婴儿时期最常见的肿瘤之一,至7岁左右可自行消退。婴儿皮肤毛细血管瘤可位于浅层、深层或二者兼有。

【临床特征】

临床表现为位于表浅者受累皮肤呈鲜红色,部位深在者,则呈紫蓝色。又根据表面情况,如表面平坦者,称为"火焰痣"(图2-16),表面呈乳头状隆起者,称为"草莓状血管瘤"。

眼睑浅层和眼周毛细血管瘤初期表现为一个红色的血管性斑点,3~6个月内进行性增大并隆起。病变通常在

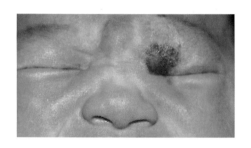

图 2-16 眼睑先天性毛细血管瘤,位置表浅,表面平坦似"火焰"状

12~18 月龄时稳定,平均于 5 岁时病变接近完全消退。

与浅层型不同的是,深层毛细血管瘤几乎不累及表皮。病变为蓝灰色,质软,在哭泣或紧张时变得更明显。延伸至眼眶深部的肿瘤可导致眼球突出和眼球移位,在婴儿眶部肿瘤的鉴别诊断中是很重要的。浅层和深层毛细血管瘤可以同时发生。深层毛细血管瘤的自然病程和浅层型类似,快速生长后在几年内缓慢消退。

【组织病理学表现】

组织病理学上,病变由毛细血管小叶及疏松的纤维间隔组成,早期不成熟的病变可见毛细血管腔内衬肥大的内皮细胞,退行期间其细胞和血管成分减少,被纤维组织替代。

【治疗】

由于绝大多数婴儿毛细血管瘤会自行退化,多数情况下建议随访观察而非手术切除治疗。但是应定期检查视力和验光,以排查弱视。可应用局部或全身糖皮质激素来加速病变消退,对浅层血管瘤也可采用激光疗法。另外,口服普萘洛尔(心得安)可加速病变的消退,且副作用较少。

二、眼睑获得性血管瘤(樱桃状血管瘤)

【概述】

获得性血管瘤亦称樱桃状血管瘤,是中老年人常见的皮肤病变。它几乎可发生于所有成年人,数量不一,但通常由于病灶体积过小而被忽略。该肿瘤最常见于躯干和肢端,偶可累及眼睑和眼周区域。肿物大小不一,小的几乎不可见,较大者表现为圆顶样红色包块。

【临床特征】

眼睑孤立性获得性血管瘤表现为边界清晰的红色或红蓝色丘疹(图 2-17),大小 0.5~5mm。肿瘤通常可随皮肤移动,外伤后可致出血。体积较小的病灶一般为红色,体积较大者可呈蓝色。

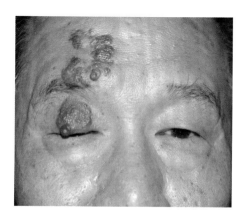

图 2-17 眼睑获得性血管瘤

【组织病理学表现】

在病程早期,获得性血管瘤和婴儿先天性毛细血管瘤在组织病理学表现上极为相似,有许多新形成的毛细血管,管腔细,内皮细胞突出,在真皮乳头层下方以小叶的形式排列。在完全成熟的病灶中,血管腔扩张,内皮细胞更扁平,间质更为水肿和透明。

【治疗】

大多数获得性毛细血管瘤的处理仅仅是定期观察随访,因为它们一般很小且没有恶变趋势。当病灶体积较大影响外观时,或者怀疑有恶变可能时,可行手术完全切除。

三、眼睑鲜红斑痣

【概述】

鲜红斑痣是一种先天性血管畸形,可发生于眼睑和眶周区域。该病通常和 Sturge-Weber 综合征相关。Sturge-Weber 综合征表现为面部鲜红斑痣、同侧眼球毛细血管扩张症、先天性青光眼、弥漫性脉络膜血管瘤、软脑膜血管瘤病伴钙化以及癫痫。

【临床特征】

临床上,鲜红斑痣是一种先天性红紫色病变,可见于不同区域的皮肤(图 2-18)。当病变位于三叉神经支配的面部皮肤区域,且合并上述神经和眼部改变时,则构成 Sturge-Weber 综合征。三叉神经可以仅仅第一支受累,也可以三支全部受累。有时鲜红斑痣可不规则地跨越中线而累及对侧。病变在出生时即存在,呈扁平状,随着患儿的生长缓慢增长,逐渐呈不规则、肥大、结节状改变。与婴儿毛细血管瘤不同的是,鲜红斑痣不会自行退化。

【组织病理学表现】

该病的本质是一种毛细血管和后微静脉的扩张畸形。组织病理学上,早期鲜红斑痣几乎没有明显异常,只可观

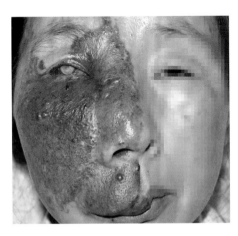

图 2-18 眼睑鲜红斑痣(Sturge-Weber 综合征)

察到真皮中极少量扩张的毛细血管。

【治疗】

鲜红斑痣的治疗方法包括采用化妆品遮盖病变，或利用激光光凝减轻血管扩张。与 Sturge-Weber 综合征相关的青光眼、脉络膜血管瘤以及癫痫病症，则需要专科治疗。

四、海绵状血管瘤

【概述】

海绵状血管瘤为发育性，不会自行消退，而且会逐渐增大。多发生于 20~40 岁，但也有发生于 10 岁以内者。

【临床特征】

临床表现病变位置较深，呈淡紫色软性结节状肿块，富有弹性和压缩性（图 2-19~ 图 2-21）。进行性缓慢长大，CT 扫描可显示软组织块影。

【组织病理学表现】

由大小不等、不规则极度扩张的血管腔构成，管腔内壁衬以扁平的内皮细胞。血管间质呈纤维性，可包含慢性炎症细胞。

【治疗】

小者可采用瘤体内注射糖皮质激素、冷冻疗法，如无效，可手术切除。较大者应手术切除。

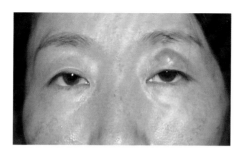

图 2-19　左上睑海绵状血管瘤

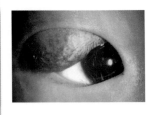

图 2-20 眼睑海绵状血管瘤，位置较深在、呈紫色结节状

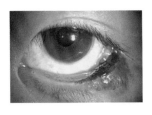

图 2-21 发生于下睑深部的眼睑海绵状血管瘤

（侯志嘉　李冬梅）

第三章

眼睑恶性肿瘤

第一节　基底细胞癌

【概述】

眼睑基底细胞癌是眼睑最常见的恶性病变,占眼睑恶性肿瘤85%~95%(白色人种),东亚人种中约占40%,多局限性生长,少见转移。基底细胞癌好发于白种人,年龄范围50~80岁,但是年轻人也可患病,尤其在已有原发病灶的基础上发病,如痣样基底细胞癌综合征、Jadassohn皮脂腺痣或着色性干皮病。

【临床特征】

好发于下睑,占全部病例的2/3,近内眦部和上睑各占15%,外眦部最少,约占5%。本病一般无明显疼痛,但侵袭性强的基底细胞癌播散至眼睑及眼眶时可引起疼痛。眼睑部位的病变可表现为以下几种形式,包括结节型、结节溃疡型、色素型、囊性型、硬斑病样型和表浅型。多数病变典型表现为边缘珍珠样隆起,呈蜡样或半透明状。靠近病灶边缘处可见毛细血管扩张,此为该病变特征性表现。当基底细胞癌发生于睑缘处时,可导致侵犯区域睫毛缺如。在眼睑处最常见的三种类型为结节型、结节溃疡型和硬斑病样型。

大多数眼睑基底细胞癌表现为结节型(图3-1)或结节溃疡型(图3-2),最初表现为无蒂、圆顶状半透明病灶并逐渐扩大。当增大时,病变中心部分可因供血不足形成溃疡,从而形成结节溃疡型病变,溃疡处有时可发生出血。硬斑病样或硬化型基底细胞癌较少见,该种病变表现为灰

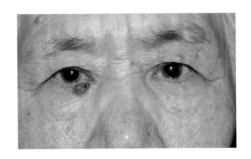

图 3-1　右下睑基底细胞癌结节型

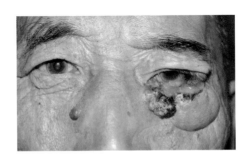

图 3-2　左下睑基底细胞癌结节溃疡型

白色扁平病灶,边界不清,并伴有脱睫,由于没有明确的瘤样病灶,临床上常被误诊为睑缘炎。

未经治疗或治疗不完全的基底细胞癌,特别是硬斑型基底细胞癌有较高的侵袭性,并可浸润至泪液引流系统及眼眶组织,颅内侵袭少见。肿瘤侵袭至眼眶会导致复视或眼球挤压移位,除非肿瘤体积较大,一般无明显眼球突出表现。

【组织病理学表现】

基底细胞癌起源于表皮基底层上皮生发细胞,肿瘤细胞形态类似表皮基底细胞,细胞呈卵圆形、圆柱形或梭形,胞质少、深嗜碱性,细胞核深浓染色,胞核染色质丰富。基底层细胞排列成栅栏状。基底膜破裂并向深层组织呈浸润性生长。根据细胞的分化程度,将基底细胞癌分为未分化型和分化型两大类型。

【治疗】

眼睑基底细胞癌的首要治疗目标为完整切除病灶并重建眼睑(图 3-3),手术切除范围应足够大,术中应行冰冻切片检查以监测切除标本边缘,确定肿瘤已完全切除干净。对于不接受手术的病例,冷冻疗法也可以起到一定的控制作用。对于复发病例或不能耐受手术的患者,可使用姑息性放射治疗。放射治疗对大多数基底细胞癌有效,但对硬化型效果差。

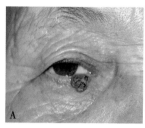
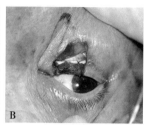
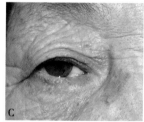

图 3-3 A. 右下睑基底细胞癌术前 B. 异体巩膜移植修复睑板缺损 C. 术后 3 个月

如果怀疑病变侵袭眼眶,应行 CT 和／或 MRI 检查。若未及时治疗或切除不彻底,病变可进一步侵袭眼眶、鼻腔和颅内,这种情况需行眶内容摘除术及放射治疗。

其他用于治疗眼外基底细胞癌的方法包括刮除术、电干燥法、光动力疗法、干扰素治疗、局部使用新霉素、局部或全身化疗等,但这些方法并未广泛应用。

基底细胞癌几乎不发生远处转移。然而,若病变切除不彻底,可引起侵袭性及复发性病变(图 3-4)。如果病变未经及时治疗或切除不彻底,可引起眼眶部转移,但基底细胞癌颅内转移所致死亡病例很罕见。基底细胞癌的死亡率不足 1%。

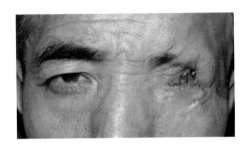

图 3-4　左眼睑基底细胞癌复发

第二节　眼睑皮脂腺癌

【概述】

皮脂腺癌是眶周区域中最常见的肿物之一,常发生于眼睑组织,是眼睑第二位的恶性肿瘤。皮脂腺癌可表现出极强的局部侵袭性,并可向局部淋巴结和全身远隔器官转移。由于皮脂腺癌常伪装成其他良性或低度恶性病变,从而使诊断延误,造成了较高的发病率和死亡率。皮脂腺癌主要发生在老年人群,经放射治疗的视网膜母细胞瘤患者或患有痤疮的儿童和年轻人群也可发生。在眼部,皮脂腺癌多发生于上睑板的睑板腺,也有的发生于下睑板,也可发生于睑缘、泪阜、睫毛(Zeis 腺)、和眉毛部位的相关腺体(图 3-5,图 3-6)。

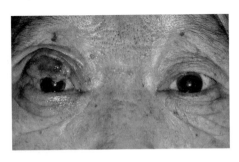

图 3-5　右上睑睑板腺癌,弥漫增厚,相应睑结膜面呈黄色隆起

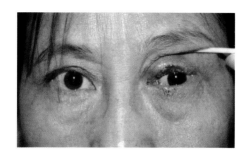

图 3-6　左上睑起自睑缘皮脂腺的肿物,睑缘
呈溃疡状

【临床特征】

皮脂腺癌最常见的两种临床表现为单发性眼睑结节和弥漫性眼睑增厚。单发病灶一般为起源自睑板的质硬结节,随着肿瘤生长,逐渐变成黄色并导致睫毛脱落。当翻转眼睑时,可于睑结膜面更清晰地观察到病灶。单发结节样病灶在早期常被误诊为睑板腺囊肿。因此,发生于老年人的多发性睑板腺囊肿应警惕睑板腺癌的可能。

弥漫生长型皮脂腺癌常与慢性睑结膜炎混淆。弥漫性上皮内病灶可以沿睑结膜、球结膜、角膜甚至泪阜呈派杰样扩散发展。同大多数眼睑肿瘤,皮脂腺癌多为单眼发病并可导致眼睑增厚和硬化。

当病变来源于 Zeis 腺时,肿瘤主要位于睑缘而非深层的睑板,呈睑缘小的不规则溃疡表现,此种亦有误诊为睑缘炎的情况发生。

【组织病理学表现】

皮脂腺癌由恶性增殖的皮脂腺细胞构成。脂质沉积致细胞质内空泡形成,可在油红 O 染色的特殊脂肪染色下显示。由于病变为弥漫性且多中心性起源,在一些病理切片中很难准确确定原发腺体。

【眼睑皮脂腺癌的临床分期】

国际上多采用美国癌症联合协会(American Joint Committee of Cancer,AJCC)2010 年颁布的第 7 版 T(tumor 或 topography,原发肿瘤范围)、N(Lymph node,区域淋巴结

转移及其范围)、M(metastasis,远处转移)分期方案对眼睑皮脂腺癌进行分期,为临床选择治疗方案提供依据。2017年1月1日最新出版的美国癌症联合协会(American Joint Committee of Cancer, AJCC)第8版指南对于眼睑肿瘤的分期进行了如下调整(表 3-1),并对手术选择及预后皆有指导意义。

表 3-1 TNM 分期

[参照 *AJCC Cancer Staging Manual*(8th Edition)]

原发灶(T)	
Tx 期:	原发肿瘤无法评估
T0 期:	没有证据说明存在原发肿瘤
Tis 期:	原位皮脂腺癌
T1 期:	肿瘤的最大直径≤10mm
T1a 期:	肿物不累及睑板或睑缘
T1b 期:	肿瘤累及睑板或睑缘
T1c 期:	肿瘤累及全层眼睑
T2 期:	肿瘤最大直径≤20mm 但 >10mm
T2a 期:	肿物不累及睑板或睑缘
T2b 期:	肿瘤累及睑板或睑缘
T2c 期:	肿瘤累及全层眼睑
T3 期:	肿瘤最大直径≤30mm 但 >20mm
T3a 期:	肿物不累及睑板或睑缘
T3b 期:	肿瘤累及睑板或睑缘
T3c 期:	肿瘤累及全层眼睑
T4 期:	任何累及邻近眼球眼眶组织或面部结构的肿瘤
T4a 期:	肿物累及眼及眶内组织

T4b 期:	肿物累及眼眶骨壁或鼻旁窦或泪囊 / 鼻泪管或脑组织
局部淋巴结转移(N)	
Nx 期:	区域淋巴结情况无法评估
N0 期:	没有淋巴结转移证据
N1 期:	同侧淋巴结转移,且淋巴结最大直径≤3mm
N1a 期:	基于临床与影像学证据同侧淋巴结转移
N1b 期:	基于淋巴结活体检查的同侧淋巴结转移
N2 期:	同侧孤立淋巴结转移,且淋巴结最大直径>3mm,或双侧 / 对侧淋巴结转移
N2a 期:	基于临床与影像学证据的淋巴结转移
N2b 期:	基于淋巴结活体检查的淋巴结转移
远处转移(M)	
M0 期:	无远处转移
M1 期:	有远处转移

AJCC:美国癌症联合委员会

【治疗】

本病恶性程度高,比基底细胞癌及鳞状细胞癌更易发生转移,转移率高达 40%,而且对放疗及化疗都不敏感,最佳的治疗方法为大范围手术切除和术中冰冻监测切缘(图 3-7)。对于上皮内派杰样扩散病变则需行二次冻融疗法治疗。在病变广泛弥散伴上皮表浅派杰样扩散可行大范围冷冻治疗和局部丝裂霉素点眼控制。对于睑板腺癌侵犯眼眶的患者,眶内容摘除术是最佳治疗方法。

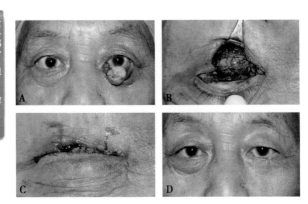

图 3-7　A. 左下睑睑板腺癌术前　B. 上睑睑板结膜瓣修复下睑后层缺损　C. 下睑滑行皮瓣修复前层缺损　D. 左下睑睑板腺癌 Hughes 方法修复术后

第三节　眼睑鳞状细胞癌

【概述】

　　眼睑鳞状细胞癌的病因、临床特征和治疗与基底细胞癌相似。一般将鳞状细胞癌分为原位鳞状细胞癌（鲍恩病，Bowen 病）和侵袭性鳞状细胞癌。与基底细胞癌一样，鳞状细胞癌好发于白种人，且好发于男性。侵袭性鳞状细胞癌也主要好发于白色人种老年患者，以及慢性职业性和休闲性日光暴露患者，也可发生于免疫抑制或对阳光过敏的青年患者，特别是白化病患者。可为原发也可继发于鲍恩病、光化性角化病、放射性眼睑病变、或着色性干皮病等。

【临床特征】

　　鲍恩病的特征性临床表现为红斑、结痂、角化性病变，好发于日光暴露区域。

　　鳞状细胞癌常发生在上睑。病变早期与基底细胞癌表现相似，呈无蒂或乳头状病变（图 3-8）。常见中央区溃烂，形成蚕食性溃疡样外观，可有刺激性出血。有时鳞状

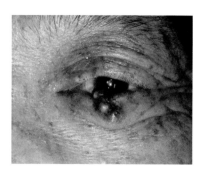

图 3-8 左下睑皮肤与结膜交界处鳞状
细胞癌,肿物似乳头状,表面不平,溃疡

细胞癌可呈乳头状、囊样或皮角样结构。病变周围区域出现的光化性角化病可以提示该诊断。晚期的鳞状细胞癌有高度侵袭性,可侵犯至眼眶、软组织及神经,进而可导致一系列临床症状,如麻木、疼痛、上睑下垂、复视和眼球移位等。

【组织病理学表现】

鲍恩病典型表现为角化亢进,角化不全和呈斑样棘层肥厚,表皮细胞正常极向消失,表皮全层显著的非典型角质细胞增生,胞质空泡样,核深染,出现单个细胞显著角化不良。巨大角质细胞伴非典型核分裂象,但基底膜完好。

与侵袭性的基底细胞癌表现类似,但其分化程度更低、侵袭性更强,肿瘤细胞可突破基底膜至真皮层。

组织病理学上,鳞状细胞癌表现差异较大,分化良好的细胞可见明显的角化作用,分化不良的细胞异型性明显,并呈现肉瘤样病理表现。分化更差的肿瘤需要行免疫组织化学或电子显微镜技术来鉴别病灶是否为鳞状细胞来源,并排除其他恶性肿瘤。

【治疗】

眼睑鳞状细胞癌的治疗与基底细胞癌及其他眼睑恶性肿瘤相似。一般采用手术切除和术中冰冻,当冰冻切片结果证实切缘干净时,才可以进行眼睑重建。术后可辅以肿瘤抑制剂点眼。其他可选用的治疗方法有放射治疗、冷冻治疗、病灶内化疗、干扰素治疗和光动力疗法。

眼睑鳞状细胞癌的预后随分化程度、病因、肿瘤大小和肿瘤浸润深度不同而异。与基底细胞癌不同的是,眼睑鳞状细胞癌的侵袭性更强,其可沿表皮及结膜上皮蔓延生长,甚至发生局部淋巴结转移。

第四节　眼睑黑色素瘤

【概述】

皮肤黑色素瘤好发于成年白种人光照部位。眼睑部可作为原发病灶,也可为远处原发性黑色素瘤的转移病灶,或者是结膜黑色素瘤的扩散病灶。原发性皮肤黑色素瘤有四种类型:恶性雀斑样痣黑色素瘤,浅表扩散性黑色素瘤,结节性黑色素瘤和肢端雀斑样痣黑色素瘤。前三者可发生于眼睑组织。

【临床特征】

皮肤黑色素瘤表现为肿物表面色素分布不均匀,可伴有表面出血或溃疡(图 3-9)。与其他皮肤黑色素瘤一样,眼睑黑色素瘤可复发,并可通过侵袭神经而延伸到眼眶内。

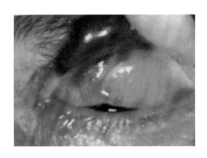

图 3-9　发生于左眼上睑缘的黑色素细胞瘤,边界不规则

【组织病理学表现】

组织病理学表现以黑色素瘤的类型不同而异。特征为非典型黑色素细胞增殖,这种增殖通常具有侵入真皮及

淋巴转移的倾向。

【治疗】

原发性眼睑黑色素瘤的治疗难度较大。应检查患者的耳前和颌下淋巴结是否肿大。对于体积较小的可疑黑色素瘤,常采用手术切除和眼睑重建术进行治疗。如果病变过大,可以在病变最厚部分进行组织活检以明确诊断,之后再实行更广泛的手术切除和修复,如侵犯眼眶的黑色素瘤则行眶内容物摘除术。

眼睑黑色素瘤的预后与侵袭深度和黑色素瘤类型相关。侵袭较深的黑色素瘤及结节性黑色素瘤预后较差。其对放疗及化疗皆不敏感,其他可选用的治疗方法包括冷冻治疗、病灶内化疗、干扰素治疗和光动力疗法,但疗效不确定。黑色素瘤可于多年后发生转移,因此必须坚持长期随访。

第五节 卡波西肉瘤

【概述】

卡波西肉瘤是一种恶性血管肿瘤,由 Kaposi 于 1872 年首次报道。该病常见于免疫抑制者,眼睑卡波西肉瘤(Kaposi 肉瘤)通常和 AIDS 相关,并且常合并多发的皮肤肿瘤。在其他部位皮肤受累之前,病变可以只发生于眼睑。

【临床特征】

眼睑 Kaposi 肉瘤表现为红色、紫色或棕色的扁平皮下肿物。病变可为局限性的、弥漫性的、结节状的或带蒂的,其表面初起光滑,逐渐变得粗糙、有硬皮。

【组织病理学表现】

卡波西肉瘤组织病理学表现为增殖的内皮细胞网,并形成裂隙状的、充满血液的腔隙。某些病例呈Ⅷ因子免疫组化染色阳性,提示 Kaposi 肉瘤是一种血管肉瘤。

【治疗】

卡波西肉瘤的治疗方法基于疾病的不同阶段、发展类型、临床类型和免疫状况而定。局限性结节病例可考虑外科切除。对于广泛性病灶采取化疗,可分次进行的低剂量放疗。激光可用于局限于皮肤或黏膜的早期阶段治疗。其他治疗包括化疗、免疫治疗等。免疫状态的改善可使多数患者病情缓解。

（侯志嘉 李冬梅）

急诊眼睑外伤

第一节　眼睑外伤一期处理原则

【术前评估】

1. 全身情况评估　首先评价患者生命体征是否平稳,是否合并颅脑、颌面或全身损伤。患者意识是否清晰,能否配合局部麻醉。

2. 眼球损伤判定　即使轻微的眼睑损伤也可以伴随眼球破裂伤,因此必须要进行视力、眼压和其他眼部全面检查。

3. 眼睑损伤判定　检查是否有睑板和睑缘损伤、眼睑组织缺失、提上睑肌损伤以及泪小管损伤(图4-1)。

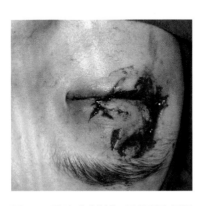

图 4-1　眼睑玻璃划伤,可见眼睑周围
多发皮肤裂伤

【手术原则】

1. 止血　出血明显时,可以采用压迫法、血管钳钳夹或烧灼止血,尽量不用缝线结扎以免造成线结反应。

2. 抗感染　开放性损伤要全身应用抗生素 3 天,并在 48 小时内进行破伤风免疫。破伤风疫苗接种半年以内和 6 岁以内计划免疫儿童无须重复接种。

3. 清创　眼睑裂伤清创时,应防止消毒剂流入结膜囊和损伤角膜。为避免婴儿哭闹,要考虑消毒剂的刺激程度。优先选用聚维酮碘或过氧化氢溶液进行清创。

4. 清理伤口　消毒铺巾后进行,要注意取出所有异物以防止眶内感染,特别是木质异物。尽量不要切除眼睑组织,并保留细小的黑紫色眼睑皮片,复位缝合后皮片可以成活。深层伤口要使用过氧化氢溶液清洗。

第二节　眼睑裂伤

【致伤原因】

1. 钝挫伤　拳击伤,硬物击伤,摔伤等

2. 锐器伤　刀砍伤,碎酒瓶划伤等

3. 动物或人咬伤、抓伤

【术前评估】

首先要确定外伤性质,如果怀疑有眼睑异物,应该行 CT 扫描。眼睑裂伤也要进行视力评估,并在修复眼睑之前确定有无眼球损伤和视神经损伤。

【处理原则】

眼睑外伤修复应越早越好,以伤后 8~48 小时进行效果最好,但因眼睑血运丰富,抗感染力强,即使伤后达 72 小时也可一期缝合修复,在我们临床病例中有伤后 5~7 天眼睑外伤一期修复者,经彻底清创及抗感染治疗,术后效果良好。不伴有眼睑组织缺损的眼睑裂伤,可以直接拉拢缝合,将眼睑分层分结构进行缝合复位,伴组织缺损者则需行眼睑重建。如只是单纯眼睑裂伤则行间断缝合即可,如涉及睑缘裂伤则注意睑缘的缝合(图 4-2)。

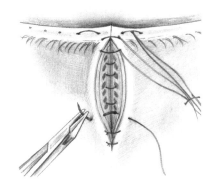

图 4-2　皮肤和睑板层的缝合，眼睑皮肤间断缝合法

视频 3
眼整形基本缝合技术

　　如果伴有眼睑组织缺损者，小于等于眼睑全长 1/4 的缺损可直接拉拢缝合，必要时可行外眦切开以松解眼睑，如缺损较大可行局部滑行皮瓣或转位皮瓣、游离皮片等修复。大于眼睑全长 1/4 的眼睑缺损则采用眼睑重建技术，如为前层缺损可采用滑行皮瓣、颞侧旋转皮瓣修复及眉上、颞部皮瓣等修复方法或行游离皮片移植修复等。如为眼睑全层缺损则需行眼睑前、后层的重建。

　　内眦韧带断裂者则应一期行内眦韧带的缝合固定，如有提上睑肌损伤在一期伤口缝合应进行提上睑肌的修补缝合术。有泪小管断裂应一期行泪小管吻合术。

　　原则：

　　1. 缝线　眼睑裂伤可使用 6-0 聚丙烯线或尼龙线进行缝合，术后 6 天拆除皮肤缝线。睑板全层裂伤应使用 6-0 线进行垂直褥式缝合并形成凸角，术后 8~10 天拆除睑缘缝线。

2. 引流 当裂伤范围大、存在翻转游离皮瓣、大范围挫伤、与鼻窦沟通等情况时,应在术后放置橡胶引流条。

3. 合并泪小管断裂时,应争取一期行泪小管吻合术,然后缝合眼睑。

4. 术后处理 加压包扎48小时。

第三节 泪小管断裂

【症状】

泪小管断裂如不采取手术吻合可引起永久性溢泪,因此要尽可能行一期吻合来恢复泪道的解剖学形态特征和生理功能。

【体征】

内眦、下泪小点内侧的眼睑皮肤裂伤均要除外泪小管断裂(图4-3)。

【诊断方法】

对可疑下泪小管断裂患者进行诊断性泪道探查和冲洗:

1. 当患者出现内眦眼睑裂伤时,应该怀疑出现下泪小管断裂的可能,需要进行探查和冲洗。

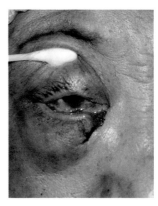

图4-3 泪小管断裂,常与眼睑裂伤合并出现

2. 被检患者给予丙美卡因滴眼剂进行表面麻醉。

3. 用0号Bowman探针或者泪道冲洗针缓慢地垂直插入下泪小点2mm,然后向鼻侧水平插入8mm。当存在泪道断裂时,可在探通过程中发现探针外露。

4. 如果未见探针或冲洗针外露,可以使用泪道冲洗针缓慢推注2~3ml生理盐水,如见眼睑伤口有盐水流出则说明存在泪道断裂。如果没有泪小管损伤,患者会感到液体进入喉腔,可以当即停止推出并让患者进行吞咽以避免不适。

【手术原则】

1. 上泪小管断裂可以不进行手术吻合。

2. 下泪小管断裂,可以使用 U 形硅胶管在显微镜下进行泪小管断端吻合。断裂点离下泪点越远,难度越大。

3. 正确而及时的一期泪小管吻合术成功率可达90%。如果一期吻合失败,仍可在伤后 7 天内进行一期吻合术。

4. 3 个月后取出泪道置管。

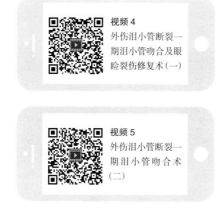

视频 4
外伤泪小管断裂一期泪小管吻合及眼睑裂伤修复术(一)

视频 5
外伤泪小管断裂一期泪小管吻合术(二)

第四节　犬咬伤

【病史】

家犬可以成为无症状携带者,表面"健康"的犬对人的健康危害依然很大。

【处理原则】

1. 轻咬和抓伤要在 48 小时内注射破伤风,并到就近防疫站注射狂犬疫苗。破损伤口的舔舐和贯穿皮肤的咬伤或抓伤还要注射狂犬病血清 / 狂犬病人免疫球蛋白。

2. **伤口冲洗** 用肥皂水等弱碱性水和一定压力的流动清水交替清洗伤口至少 15 分钟,然后用生理盐水清洗伤口。

3. **消毒处理** 彻底清洗伤口后用 0.025%~0.05% 稀释碘伏、0.005%~0.01% 苯扎氯铵消毒涂擦或消毒伤口内部,注意保护角膜。

伤口立即缝合或者开放 72 小时,学术界仍有争议。对于眼睑等涉及美观及功能的组织,如咬伤较浅或范围较小,在彻底清创后可以考虑立即缝合,保留引流通道并进行严密观察伤口愈合情况。对于范围较大和较深伤口,建议开放伤口 72 小时再进行缝合处理。咬伤导致的泪小管断裂,建议在彻底清创后开放伤口 72 小时后进行泪小管吻合并插管(图 4-4)。

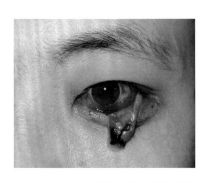

图 4-4 眼睑犬咬伤,下睑内侧软组织撕裂

4. 犬牙齿咬伤后细菌感染风险亦极高,深层组织清创后要放置引流条。

【注意事项】

哺乳动物中猫、犬、马、刺猬、蝙蝠以及啮齿类动物(兔、鼠)均为狂犬病传染源。爬行动物纲(蛇、蜥蜴、甲鱼),鸟类(鸡),食人鱼、昆虫不传播狂犬病。

第五节 眼睑烧伤

【致伤原因】

眼睑烧伤多为热烧伤,并且容易合并颜面、全身大范围烧伤。偶尔也可以见到电烧伤或者化学烧伤。

【评估】

1. 烧伤的范围和烧伤的深度。

2. 随着时间推移,皮肤结痂和挛缩会加重眼睑闭合不全和角膜暴露风险,要积极对症治疗。

【处理原则】

1. 给予抗生素眼膏和润滑滴眼液及足量角膜润滑剂保护角膜。

2. 如果合并全身烧伤情况,要给予口服或静脉全身抗生素治疗。

3. 如存在眼睑外翻或眼睑缺损者,瘢痕稳定后可考虑行皮瓣转位或者皮片移植手术(图4-5)。

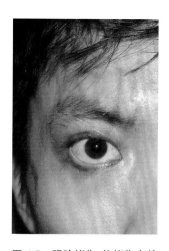

图 4-5 眼睑烧伤,热烧伤合并额部烧伤

(张 举 李冬梅)

眼睑位置异常

第一节　睑内翻

睑内翻为各种原因引起的睑缘向眼球方向翻转的异常状态。眼睑内翻使睫毛刺激眼球引起异物感、疼痛,角膜上皮脱落,也可继发角膜溃疡。

根据发病原因可分为:先天性睑内翻、痉挛性睑内翻、老年退行性睑内翻和瘢痕性睑内翻。先天性睑内翻将在第六章中阐述。

一、急性痉挛性睑内翻

【病因】

眼表刺激症状或炎症导致持续性的用力眨眼及闭睑,使得轮匝肌痉挛,睑内翻。睑内翻又加重角膜刺激症状,导致更强的眼睑痉挛,产生更为严重的刺激症状,形成恶性循环。部分患者本身存在退行性的因素,故本病更常见于老年人。

【临床表现】

下睑内翻,常合并退行性因素如下睑松弛、轮匝肌骑跨。同时存在眼部刺激因素,例如角膜炎、异物、缝线或术后炎症。

【治疗】

首先要治疗引起眼部刺激症状的原发病。采用胶布粘贴法或缝线法稳定眼睑。部分患者经上述治疗后缓解。部分患者发展为老年退行性睑内翻,需进一步手术治疗。

二、老年退行性睑内翻

【病因】

内眦韧带、外眦韧带拉伸或松弛导致水平方向眼睑松弛。下睑缩肌腱膜断裂或薄弱，破坏睑板与睑缘之间的平衡，导致垂直方向眼睑松弛。皮肤、眶隔前轮匝肌及眶隔组织松弛，导致眶隔前轮匝肌骑跨至眶隔前。

【临床表现】

眼部刺激症状，早期为间断性，后期发展为持续性。查体可见下睑内翻，下方浅层点状角膜炎或角膜上皮擦伤，下睑水平向松弛，轮匝肌骑跨(图5-1)。睑内翻经常是间断性的，嘱患者用力闭眼并向下看可引出。

【治疗】

刺激症状明显或有角膜损伤者，需行手术治疗。皮肤轮匝肌切除联合眼轮匝肌缩短术，可增加皮肤张力及轮匝肌张力，阻止眼轮匝肌超过睑缘，同时矫正下睑水平向松弛，适用于大多数老年退行性睑内翻。对于下睑水平向松弛明显者，可行皮肤轮匝肌切除联合外侧睑板条悬吊术。对于下睑垂直向松弛明显者，可行皮肤轮匝肌切除联合下睑缩肌前徙术(图5-2)。

视频6
老年退行性下睑内翻矫正——皮肤轮匝肌切除联合眼轮匝肌缩短术

三、瘢痕性睑内翻

【病因】

由于睑结膜及睑板瘢痕性收缩引起眼睑后层缩短导致眼睑内翻。常见原因包括：结膜面手术、结膜瘢痕性疾病(如瘢痕性类天疱疮、Steven-Johnson综合征、沙眼)、外

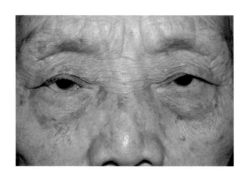

图 5-1　老年退行性睑内翻

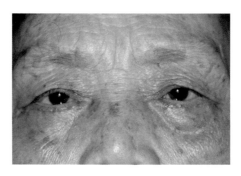

图 5-2　老年退行性下睑内翻术后像

伤、结膜酸碱热烧伤等。

【临床表现】

长期慢性炎症或外伤手术后导致睑内翻和刺激症状。查体可见睑缘内翻,睫毛倒向角膜(图 5-3)。角膜上皮脱落,如继发感染可发展为角膜溃疡,愈合后形成角膜白斑,也可有新生血管长入。要注意检查双眼上、下眼睑,注意结膜面有无瘢痕。

【治疗】

首先需明确病因,对于眼表活动性疾病,需针对病因进行治疗,进入静止期方可手术。要进行充分的术前评估,针对不同的病情个性化选择手术方式,睑板轻度瘢痕收缩者,可行睑板面切断。睑板增厚者,需行睑板楔形切除术(HOTZ 法)。眼睑后层缩短者,需行眼睑后层延长术。伴有睑缘内翻或睫毛乱生者,需联合睑缘层间充填术(图 5-4)。

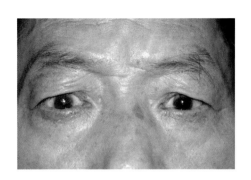

图 5-3 瘢痕性睑内翻

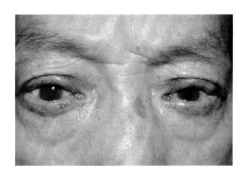

图 5-4 瘢痕性睑内翻术后像

视频 7
瘢痕性上睑内翻睑缘内翻矫正——眼轮匝肌睑缘充填术

视频8
瘢痕性上睑内翻睑
缘内翻矫正——睑
缘异体巩膜充填术

第二节 睑外翻

睑外翻是指眼睑向外翻转离开眼球,睑结膜常不同程度地暴露在外,常合并睑裂闭合不全,下睑比上睑更常见。轻者睑缘后唇离开眼球导致溢泪,部分患者泪点外翻,重者睑结膜暴露,甚至眼睑闭合不全。睑外翻按其发生原因可分为老年退行性、麻痹性、瘢痕性。

一、老年退行性睑外翻

【病因】

1. 下睑水平向松弛　内、外眦韧带松弛使睑缘不能紧贴眼球,泪点外翻和溢泪,频繁拭泪进一步加重病情。

2. 下睑垂直向松弛　下睑缩肌松弛或断裂引起垂直方向松弛,导致睑缘稳定性下降。重力的作用使松弛的下睑外翻,与老年退行性睑内翻不同,老年退行性睑外翻患者没有肥厚的、痉挛的轮匝肌,不出现轮匝肌骑跨,故松弛的眼睑不会内翻,而是在重力作用下外翻。

【临床表现】

仅见于下睑,轻者仅有睑缘离开眼球导致溢泪,部分患者泪点外翻。重者部分或全部睑结膜暴露在外,睑结膜干燥粗糙,肥厚角化,严重睑外翻导致眼睑闭合不全、暴露性角膜炎或角膜溃疡(图5-5)。

术前要注意评估下睑水平向松弛程度、下睑垂直向松弛程度、下睑前层有无缺失、有无睑裂闭合不全、有无下泪点闭锁或泪道引流不畅。

【治疗】

轻度老年退行性睑外翻可采取保守治疗,应用眼表润滑剂。手术治疗主要是增强眼睑水平方向的张力,如下睑全层楔形切除术、外侧睑板条悬吊术,如伴有泪点外翻需同时处理,如伴有前层缺失需联合皮瓣或皮片移植进行修复(图 5-6)。

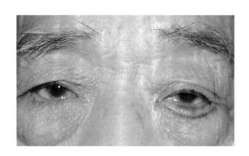

图 5-5　老年退行性睑外翻术前

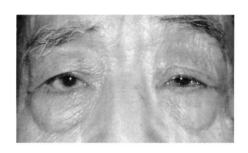

图 5-6　老年退行性睑外翻术后

视频 9
老年退行性下睑外翻矫正——下睑缩紧楔形切除术

二、麻痹性睑外翻

【病因】

由于面神经麻痹所致,常见于特发性面神经麻痹(Bell麻痹),亦可见于听神经瘤术后、腮腺肿瘤、面部外伤、脑卒中等引起的面神经麻痹。眼轮匝肌缺乏神经支配而使肌肉紧张性下降,在重力作用下睑缘下垂、离开眼球。

【临床表现】

见于面神经麻痹患者,睑外翻可以和面神经麻痹同时发生,也可在面神经麻痹后逐渐出现,与麻痹的严重程度有关。麻痹性睑外翻仅见于下睑,轻者仅有睑缘离开眼球导致溢泪,重者部分或全部睑结膜暴露在外,睑结膜干燥粗糙,肥厚角化,睑裂闭合不全,严重者出现暴露性角膜炎或角膜溃疡(图 5-7)。要注意评估面神经麻痹的严重程度、睑外翻的程度、角膜暴露程度、睑裂闭合不全程度以及Bell 征是否存在。必须进行角膜知觉检查,因为角膜知觉减退者发生暴露性角膜炎的风险高。

【治疗】

首先明确病因并治疗原发病,如病因无法去除,角膜暴露者可行睑缘临时或永久性缝合术,必要时在病情稳定半年后行睑外翻矫正手术。对于 Bell 麻痹,因其有自愈倾向,可应用眼表润滑剂,有角膜暴露风险时行临时睑缘缝合术。对于上述治疗无效且面神经麻痹因素持续存在的病例,需行下睑外翻矫正手术(图 5-8)。水平向松弛者,需行下睑水平向力量加强或缩短术。垂直向松弛者,需植入下睑支撑物。伴有眼睑前层缺失者,需联合皮瓣或皮片移植术进行修复。如果面神经麻痹因素持续存在,则麻痹性睑外翻往往会复发。

三、瘢痕性睑外翻

【病因】

各种原因导致的眼睑前层垂直方向的缩短,瘢痕收缩牵拉使得睑缘离开眼球。常见病因包括机械性、化学性外伤、热烧伤,手术遗留瘢痕,眼睑疖肿感染,皮肤癌及皮肤

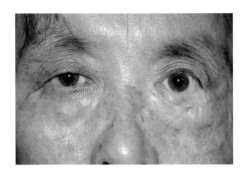

图 5-7　麻痹性睑外翻

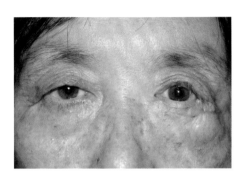

图 5-8　麻痹性睑外翻术后

病等。

【临床表现】

眼睑皮肤瘢痕导致眼睑前层缩短,眼睑外翻,上下睑均可发生(图 5-9)。继发角膜暴露。

【治疗】

对皮肤疾病引起的瘢痕性睑外翻,需针对病因治疗原发病。对外伤或手术后瘢痕引起的睑外翻,需等待 6 个月以上瘢痕软化后方可手术,除非存在暴露性角膜炎风险则提前进行手术。手术首先要松解瘢痕,恢复眼睑的正常解剖位置,保护眼球及视功能,另外眼睑皮肤必须在垂直方向上延长,可采用皮瓣转位或游离皮片移植术(图 5-10)。

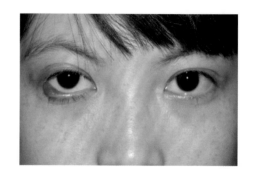

图 5-9　瘢痕性睑外翻

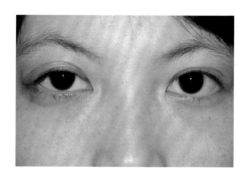

图 5-10　瘢痕性睑外翻术后

视频 10
瘢痕性下睑外翻矫
正——外侧睑板条
悬吊术

第三节　倒睫

【病因】

倒睫是一种获得性的睫毛生长方向错乱,是由各种原因导致的睫毛毛囊方向异常。常见病因包括慢性睑缘炎、眼睑外伤、结膜瘢痕性疾病等。

【临床表现】

表现为慢性眼部刺激症状。查体可见睫毛摩擦眼表，浅层点状角膜炎或角膜瘢痕形成（图 5-11）。单纯倒睫要注意与睑内翻和双行睫进行鉴别。

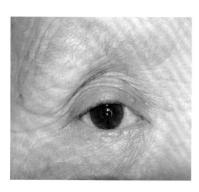

图 5-11　倒睫

【治疗】

1. 机械性拔除　对于数量较少的倒睫，可采用机械性拔除的方法，但此方法只能暂时缓解刺激症状，倒睫很快又会再生。

2. 电解法　虽然较机械性拔除效果更为持久，但因精准性低，复发率仍然很高，且会对睑板造成大范围的破坏。

3. 射频消融法　专用的绝缘高频射频针只在针头处产生能量，可以对每根倒睫毛囊进行消融，彻底破坏睫毛毛囊，且不损伤邻近睑板组织，单次治疗成功率约为 60%，是目前治疗单纯倒睫较为有效的方法。

4. 手术治疗　全厚切除倒睫处的部分睑缘可用于治疗局限于某一节段的严重倒睫。

第四节 上睑下垂

正常人双眼平视,上睑位于角膜缘下 1~2mm,各种原因导致上睑位置低于此界限者即为上睑下垂。上睑下垂不仅影响外观,重度者常影响视功能。患者常利用额肌的收缩或采取仰头视物,从而造成过多额纹形成,重者可造成脊柱畸形。按照病因可分为肌源性、腱膜性、神经源性、机械性上睑下垂和假性上睑下垂。上睑下垂的查体方法如下:

1. 睑裂高度测定 用拇指压迫眉弓部,测量双眼平视、上视及下视时睑裂的高度。

2. MRD1 及 MRD2 分别为上睑及下睑至角膜映光点的距离。

3. 提上睑肌肌力测定 平视后压额肌(眉弓处),令患者下视,米尺零点对准上睑缘,再嘱患者上视,测量上睑可提起的高度,即为提上睑肌肌力。正常肌力 13~16mm,中等 4~7mm,弱 0~3mm。腱膜性上睑下垂者,上睑下垂较重但提上睑肌功能却很好,肌力好。而肌源性上睑下垂者,往往下垂并不严重,但肌力较差。

4. 额肌肌力测定 令患者下视,在眉弓下缘中央标记一点,将尺子零点对准该点,然后令患者上视,测量额肌活动的幅度。平均值为 7.92mm ± 2.74mm。

5. 眼外肌情况 眼位及眼球运动情况。一些患者常伴有上直肌麻痹或下斜肌功能不全,导致 Bell 征消失,需尽可能减轻术后睑裂闭合不全并加强护理。

6. Bell 征 当双眼闭合时,眼球自动向上或外上方偏斜,是一种自我保护机制。如 Bell 征阴性,需警惕术后出现暴露性角膜炎。

7. 下颌瞬目判定 嘱患者张口或咀嚼,如睑裂开大,即为下颌瞬目综合征。提上睑肌截除术后可加重下颌瞬目症状,因此术前需正确诊断。

一、先天性肌源性上睑下垂

【病因】

提上睑肌发育异常,导致提上睑肌纤维化或脂肪浸润。

【临床表现】

单眼或双眼发病,单侧发病者约占 75%。提上睑肌力量很弱或没有力量,上睑皱襞消失,眼球下转时上睑位置固定,睡眠时可有睑裂闭合不全。单眼完全遮盖瞳孔者可伴发弱视。约 16% 的患者合并上直肌功能异常,增加术后角膜暴露的风险(图 5-12)。

【鉴别诊断】

需要注意除外下颌瞬目综合征,并要与各种后天性肌源性上睑下垂鉴别。

【治疗】

对于可能存在弱视的单眼上睑下垂患儿,考虑 3 岁左右手术,术后尽早行弱视治疗。双侧完全性上睑下垂,患儿多采取仰头视物,虽然没有弱视的风险,但长期仰头视物可造成脊柱后弯畸形,可考虑学龄前手术。轻中度上睑下垂,视力较好没有弱视的患儿,且综合考虑其心理因素,可在能接受局麻手术后再行手术矫正。但由于外观不良,可影响患儿心理发育,多主张在学龄前进行手术。另外由于下垂的上睑压迫角膜,使得角膜存在不规则散光者,也可早期手术。

学龄前儿童因提上睑肌尚未发育成熟,多采用利用额肌力量的手术,这样没有损伤提上睑肌可以保证提上睑肌的发育,又可改善患儿外观并及早治疗弱视(图 5-13),如成年后外观不满意或睑裂闭合不全者,可将额肌瓣放回原位再次行提上睑肌缩短术。成年患者多考虑采用利用提上睑肌力量的手术方式,如提上睑肌前徙或缩短术等(图 5-14,图 5-15)。

二、后天性肌源性上睑下垂

由于局部或弥漫的肌肉疾病所致。常见病因包括慢

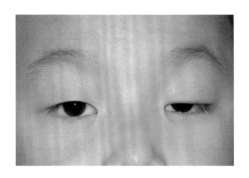

图 5-12 先天性肌源性上睑下垂

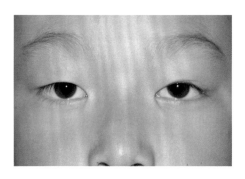

图 5-13 先天性肌源性上睑下垂额肌腱膜瓣悬吊术后像

性进行性眼外肌麻痹、重症肌无力、眼咽综合征及肌营养不良症。

(一)慢性进行性眼外肌麻痹

【病因】

慢性进行性眼外肌麻痹是一种线粒体肌病,由线粒体代谢过程中某些酶缺乏引起,50% 为遗传性。

【临床表现】

双侧进行性上睑下垂伴眼外肌功能障碍,儿童或青年时期发病,50% 为遗传性,病情逐渐进展,最终眼球位置固定,呈轻度下转位,伴重度上睑下垂,但不出现复视(图5-16)。本病可伴有心脏传导阻滞、视网膜色素变性、视网

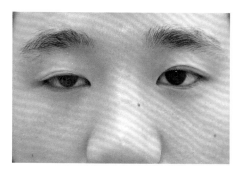

图 5-14 先天性肌源性上睑下垂

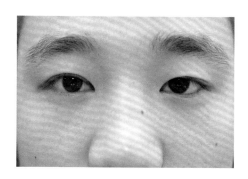

图 5-15 先天性肌源性上睑下垂提上睑肌缩短术后像

膜异常色素及多种神经系统症状。肌肉活检及电生理检查可帮助确诊。患者需行心电图检查。

【治疗】

首先应检查和治疗系统性疾病,对于重度上睑下垂,手术有助于改善患者生活质量,但多数患者不能达到正常的上睑高度,手术应低矫以防出现暴露性角膜炎。

(二) 重症肌无力

【病因】

本病是一种自身免疫性疾病,自身抗体攻击神经 - 肌肉接头处的受体。病因尚不明确,可能与胸腺瘤或既往感染有关。

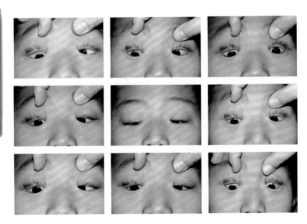

图 5-16　患者为慢性进行性眼外肌麻痹,表现为眼球各方向运动明显受限,眼球基本固定

【临床表现】

临床表现为部分或全身骨骼肌无力和易疲劳,上睑下垂和/或复视往往是该病最早出现的症状,可出现近端肢体力量减弱、吞咽困难、呼吸困难,出现呼吸抑制可危及生命(图 5-17)。本病以变化性和易疲劳性为特征,多为双侧,晨轻暮重,肌肉注射新斯的明或静脉注射滕喜龙可缓解。单纤维肌电图检查联合乙酰胆碱受体抗体检测是最有效的诊断方法。确诊重症肌无力的患者需行 CT 或 MRI 检查以除外胸腺瘤。

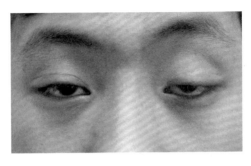

图 5-17　重症肌无力

【治疗】

重症肌无力者,首先应于神经内科进行充分的治疗,如效果不佳,上睑下垂严重影响生活,病情稳定1年以上可考虑手术治疗。

三、腱膜性上睑下垂

【病因】

各种原因引起提上睑肌腱膜变性或裂孔断裂等而导致的上睑下垂。常见病因:退行性改变如老年性上睑下垂、外伤、内眼手术后由于术中牵拉上直肌或过于牵拉眼睑而造成、长期配戴硬性角膜接触镜或厚重义眼、眼睑高度肿胀。

【临床表现】

表现为逐渐加重的上睑下垂。近期的眼部手术或眼睑肿胀可加重上睑下垂。临床检查时提上睑肌肌力多数极差,可能为零,但提上睑肌功能则为良好,多在8mm以上。上直肌功能正常。上睑皱襞提高或不明显(图5-18)。

【鉴别诊断】

要注意除外重症肌无力。

【治疗】

手术治疗,多采用利用提上睑肌力量的手术方式,如提上睑前徙或缩短术(图5-19)。术前需注意有无干眼症、眼球上转障碍以及Bell征是否存在,避免术后出现暴露性角膜炎。

四、神经源性上睑下垂

(一)动眼神经麻痹

【病因】

缺血性微血管疾病,血管瘤或肿瘤导致的压迫,外伤,眼肌麻痹型偏头痛(儿童)。

【临床表现】

急性起病的上睑下垂,抬起上睑时有复视。查体可见完全性上睑下垂,眼位呈外下斜,眼球不能上转、下转、内

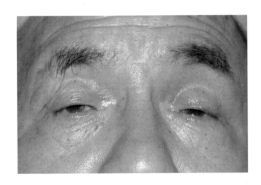

图 5-18　腱膜性上睑下垂

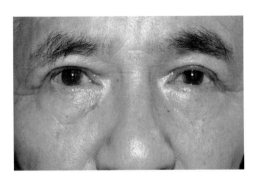

图 5-19　腱膜性上睑下垂术后

转,瞳孔散大或不散大(图 5-20,图 5-21)。

　　动眼神经麻痹多由于缺血或压迫导致,缺血不会造成瞳孔散大,并且会在 3 个月内缓解。如果瞳孔散大,则需急诊行神经影像学检查以除外后交通动脉瘤。

　　【治疗】

　　大多数不累及瞳孔的动眼神经麻痹可能在 3 个月内缓解,因此采取手术治疗前需要等待足够长的时间,通常在 6 个月后再手术。对于无法缓解的患者,手术治疗包括斜视矫正术和上睑下垂矫正术。斜视矫正手术应先于上睑下垂矫正术进行。因眼球不能上转,上睑下垂矫正术后角膜暴露风险高,手术时需予以考虑,上睑抬高位置应保

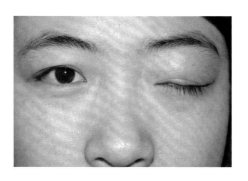

图 5-20 动眼神经麻痹上睑下垂

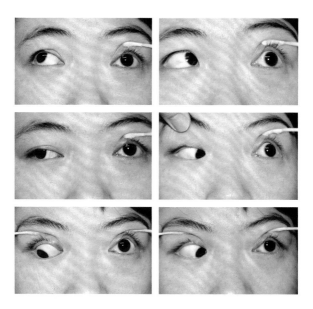

图 5-21 动眼神经麻痹眼球转动受限

守,术后加强护理。

（二）下颌瞬目综合征

【病因】

先天性疾病,支配提上睑肌的动眼神经和支配咀嚼肌的三叉神经发生了中枢性或周围性异常连接。

【临床表现】

自幼发病,典型表现为张口或下颌移向对侧、咀嚼动作时,单眼上睑上提、瞬目、眼球瞬动、睑裂扩大,先天性上睑下垂(图 5-22,图 5-23)。可伴有牙釉质发育不良、缺指、隐睾和癫痫等,男性多见。症状多持续终身,偶有成年后逐渐消失者。

【治疗】

对中度以上上睑下垂伴中度下颌瞬目者,手术方式为提上睑肌腱膜切断额肌腱膜瓣悬吊术。对于仅有下颌瞬目而轻度上睑下垂或无上睑下垂者,不建议手术。

（三）Horner 综合征

【病因】

先天性或获得性同侧交感链功能受损所致。常见病因包括:外伤、颈部手术、肺尖恶性肿瘤、动脉瘤、颈内动

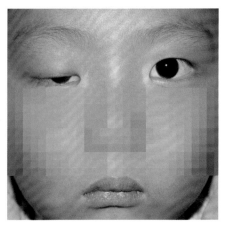

图 5-22　下颌瞬目综合征闭口

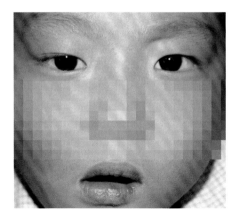

图 5-23　下颌瞬目综合征张口

脉夹层以及特发性。Müller 肌失去交感神经支配导致轻度上睑下垂,瞳孔开大肌失去交感神经支配导致瞳孔缩小。

【临床表现】

轻度上睑下垂、瞳孔缩小、同侧面部无汗或少汗(图5-24)。先天性 Horner 综合征患者多伴有患侧虹膜色素减少。

患者需行胸部 CT 以及颈部和颅脑增强 MRI/MRA。

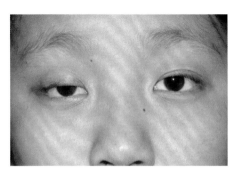

图 5-24　Horner 综合征

【治疗】

因其提上睑肌力正常,上睑下垂可通过提上睑肌前徙术即可矫正。

五、机械性上睑下垂

上睑重量增加或瘢痕组织限制上睑运动,从而引起上睑下垂。常见病因包括:外伤后眼睑的瘢痕增厚、沙眼所致睑板肥厚、巨乳头性结膜炎、睑板腺囊肿、神经纤维瘤病、血管瘤及结膜淀粉样变性等(图 5-25)。治疗首先是针对原发病,部分患者需行上睑下垂矫正手术。

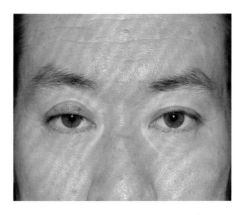

图 5-25　机械性上睑下垂(上睑睑板腺囊肿)

六、假性上睑下垂

眼球凹陷、小眼球或无眼球等疾病使眼睑失去支撑(图 5-26)。也可由于眼轮匝肌痉挛使得睑裂变小,显示"上睑下垂"外观。上斜视、对侧眼上睑退缩、眼球位置上移也可造成"上睑下垂"的假象。此类"上睑下垂"通过病因治疗上睑下垂可消失,称为假性上睑下垂。

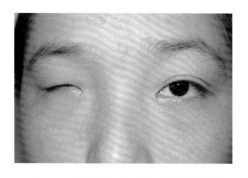

图 5-26　假性上睑下垂(先天性小眼球)

第五节　眉下垂

【病因】

由于老年性皮肤松弛性改变、周围性面瘫、外伤后或医源性的面神经颞支或颧支受损造成。

【临床表现】

眉位于上眶缘以下(图 5-27)。常伴有上睑皮肤松弛。患者常诉眼疲劳和额部头痛,额部有横向皱纹,临床上可发现额肌不自主地收缩以抬起下垂的眉部。

【治疗】

眉下垂矫正术。包括直接眉提高术和间接眉提高术。

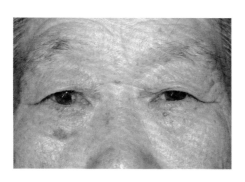

图 5-27　眉下垂

69

需要注意的是,在眼睑松弛手术前对于眉部情况的判定非常重要,如有明显眉下垂者,在眼睑松弛矫正手术时应同时行眉下垂矫正,否则眼睑松弛皮肤切除后会导致眉下垂加重。此外在上睑皮肤松弛矫正术中,需正确判定眉下垂所导致的皮肤松弛量,这部分皮肤松弛量不应被切除,否则将导致眉睑间距过短。

第六节　眼睑皮肤松弛

【临床表现】

眼睑皮肤松弛是与年龄相关的眼睑退行性变。表现为皮肤弹性丧失、变薄、松弛。眼轮匝肌变性、松弛,眶隔松弛,脂肪疝出,形成眼睑的囊袋样肿胀。眼周皱纹增多,多数患者伴有不同程度的眉下垂及眼睑皮肤下垂(图 5-28)。眼睑皮肤松弛影响外观,重者可造成上方视野遮挡。

【治疗】

手术治疗效果良好,但应注意:不可切除过多皮肤,眉睑间距不应小于 20mm,否则会加重眉下垂及导致眼睑闭合不全。外眦部切口线应向上延伸,不可与下睑切口线相交,否则可致外眦瘢痕明显、外眦部粘连。切除脂肪要适度,不可过度牵拉脂肪导致脂肪切除过多,造成上睑沟凹陷畸形(图 5-29)。

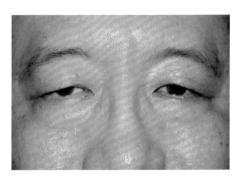

图 5-28　眼睑皮肤松弛

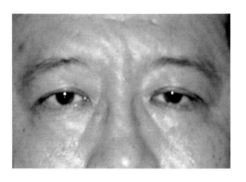

图 5-29 眼睑皮肤松弛术后

第七节 眼睑松弛症

【病因】

尚不明确,可能与下列因素有关:

1. 内分泌、激素水平 一些患者伴随其他身体异常,如 Aschers 综合征(双层唇和良性甲状腺肿大)。

2. 免疫机制 有些患者血清 IgG、IgM、IgE 含量升高,皮肤活检可见受损皮肤区域 IgA 的聚积。一些自身免疫性疾病同原发性皮肤松弛有关。有些患者发病与过敏有关。

3. 血管神经因素 结膜或皮下大量血管增生,术中可见提上睑肌腱膜后部血管增生。

4. 遗传因素 可能与遗传因素有关。

【临床表现】

以反复发作的无痛性、无红斑形成的慢性进行性眼睑水肿为特征的疾病。男女患病概率相同,多发于青春期前,可于 10 岁左右发病,累及双眼全眶周,也可累及单眼或局限性的眼睑组织。初起时上睑间歇性、无痛性水肿持续 1 至数日,皮肤微红、水肿,似血管神经性眼睑水肿。后渐发作频繁而持久,上睑肿胀如袋状,皮肤变薄皱褶,皮肤松弛下垂。随年龄增加,发作频率减低,大多青春期后进入相对静止期。眼睑皮肤变得松弛菲薄、多皱褶,皮下毛细血管可见,皮肤呈古铜色(卷烟纸色)。另外由于筋膜结构松弛,可牵拉眶部泪腺至眶缘外,致泪腺脱垂。如病变侵及提上睑肌导致提上睑肌腱膜变薄或断裂,可致上睑下垂。还有部分病例可同时侵及外眦部或仅侵及外眦部致外眦角圆钝(图 5-30,图 5-31)。

【治疗】

病情稳定无进展的患者,可行手术改善外观。术前应了解眼睑的形态、位置、上睑皮肤弹性、松弛程度,尤

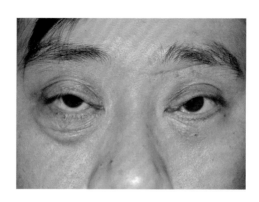

图 5-30　眼睑松弛症侵及全眶周

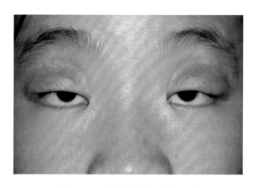

图 5-31　眼睑松弛症上睑下垂

其需要判定是否伴有上睑下垂、下睑退缩及内外眦的形态。术前还需要了解是否有泪腺脱垂，是否伴有泪腺的肿大及炎症，必要时需行 MRI 检查。眼睑松弛症伴有泪腺脱垂者可行上睑皮肤松弛矫正泪腺脱垂复位术。眼睑松弛症伴有上睑下垂者可行眼睑皮肤松弛及上睑下垂矫正术。中重度下睑退缩者可行下睑退缩矫正术。外眦畸形移位者可行外眦部眶骨膜瓣转位外眦畸形矫正术。

第八节　眼睑退缩

【病因】

上睑退缩最常见于甲状腺相关眼病，其次是上睑下垂矫正术后及直肌手术后。交感神经或颈交感神经节受刺激时可发生眼睑退缩。Parinaud 综合征是一种中枢神经系统疾病，可导致上睑退缩。下睑退缩亦最常见于甲状腺相关眼病，也可以是正常的生理性变异或见于下睑袋术后或下直肌手术后。

【临床表现】

眼睑退缩是眼睑朝向相应的上眶缘或下眶缘移位，导致巩膜暴露。

上睑退缩：正常人双眼平视时上睑位于角膜缘下 1~2mm，如上睑位置高于此界限，上睑高于角膜上缘而致巩膜部分外露者，称为上睑退缩（图 5-32）。下睑退缩：正常人双眼平视时下睑位于 6 点位角膜下缘，由于各种原因而致下睑缘位置下降，下方巩膜部分暴露者，称为下睑退缩（图 5-33）。轻者无症状，重者可致角膜暴露。需要注意与眼球位置异常、垂直斜视及对侧眼上睑下垂进行鉴别。

【治疗】

眼睑退缩手术目的主要为维持视功能及保护角膜，其次是恢复外观。甲状腺相关眼病引起的眼睑退缩，需先控制疾病进展，在静止期方可采取手术治疗。甲状腺相关眼病，常需要一种以上的手术，应首先行眶减压术，再行斜视

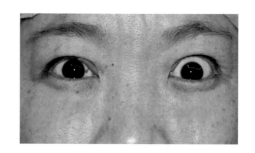

图 5-32 上睑退缩

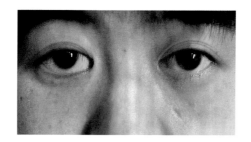

图 5-33 下睑退缩

矫正术,最后行眼睑退缩矫正术。外伤或手术后引起的眼睑退缩亦应稳定半年后进行。眼睑退缩最常用的手术方法是眼睑缩肌后徙术,该方法对轻中度眼睑退缩有效。严重的下睑退缩需行"连接体"植入。少数前层缺失的病例需利用皮片或皮瓣进行修复。

第九节 眼睑面肌痉挛

一、良性特发性眼睑痉挛

【病因】

病因和发病机制尚不明确。目前多认为可能与脑部基底节损害,黑质 - 纹状体的 γ 氨基丁酸能神经元功能低下,以及多巴胺能受体超敏或多巴胺递质失衡、胆碱能递质失衡有关。遗传因素可能参与其发病。

【临床表现】

眼轮匝肌痉挛性收缩引起的眼睑不随意闭合(图5-34)。常为双侧病变,早期症状轻微,随时间进行性加重。2/3 为女性,多在 40 岁以上发病。痉挛的频率和时间不定,严重者可引起患者功能性失明。在痉挛发作期间,检查可无异常。痉挛可同时累及下面部和颈部。痉挛在睡眠时不会发作。

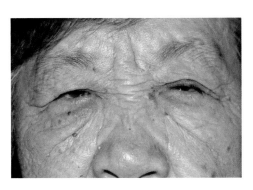

图 5-34 良性特发性眼睑痉挛

【治疗】

1. 药物治疗 氯硝西泮、苯海索、碳酸锂、劳拉西泮、巴氯芬等,但效果甚微。

2. 手术治疗 轮匝肌、眉肌部分切除术,需切除睑部及眶部的大部分眼轮匝肌,效果不理想,并发症明显。

3. A 型肉毒毒素注射 安全、有效,但药效维持时间有限,每 3~4 个月需重复治疗。注射方法:注射时使用 TB 针在距睑缘 2~3mm 处做皮下或肌肉注射。对眼睑痉挛者分别于上、下眼睑中内 1/3 和中外 1/3 处,及外眦颞侧皮下眼轮匝肌注射共 4~5 个位点。半侧面肌痉挛者除上述部位外,于颜面部中、下及颊部肌肉注射 3 个位点。依病情需要也可对眉部内、外或上唇、下颌部肌肉选择注射(图 5-35)。推荐的剂量范围是:每睑 5~25U,每眼 5~75U。

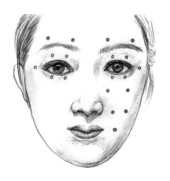

图 5-35 良性特发性眼睑痉挛和半侧面肌痉挛的注射位点

二、半侧面肌痉挛

【病因】

面神经根在脑干被血管结构压迫,血管病变占 90%,小于 1% 的病例是由于颅后窝肿瘤。

【临床表现】

面肌周期性的强直性收缩,累及单侧(图 5-36)。痉挛通常从眼轮匝肌开始,逐渐扩展到面肌的其他部分,无论患者清醒或在睡眠时均可发作。

【治疗】

首先需行小脑脑桥角的 MRI 检查以除外占位性病变。治疗首选 A 型肉毒毒素注射。有时可采用面神经减压术。

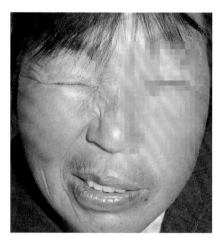

图 5-36 半侧面肌痉挛

（崔　莹　李冬梅）

先天性眼睑异常

第一节　内眦赘皮

【病因及分类】

内眦赘皮的产生和轮匝肌纤维的起点和走向有关。在东方民族比较常见,特别是蒙古人种,随着年龄增长可能会逐渐减轻。

根据皮肤皱襞起始位置可以分为:眉型、睑型、睑板型、反向型内眦赘皮。根据程度可以分为轻度(皱襞宽 1~1.5mm)、中度(皱襞宽 1.5~2mm)、重度(皱襞宽 >2.5mm)。

【临床表现】

内眦赘皮是内眦部的纵向半月形皮肤皱襞,多伴内眦间距增宽(图 6-1)。

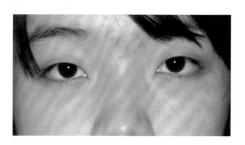

图 6-1　内眦赘皮,内眦间距增宽

【手术时机】

单纯内眦赘皮无明显外观影响者,不考虑手术。青春期后可以根据内眦赘皮程度和患者的需求考虑手术矫正。

【手术矫正】

"Z"成形术为最经典手术方式,也可选择 Park Z 或 Y-V 成形等手术方式。先天性内眦赘皮通常与重睑成形同时进行。如伴有眼睑内翻,可与内翻同时矫正。

第二节 先天性下睑赘皮及下睑内翻

【病因】

亚洲人眼睑缩肌腱膜与眼睑前层缺乏纤维连接,使睑板前皮肤和眼轮匝肌向前跨越覆盖睑缘。此外,肥胖、睫毛形态、鼻梁低平也会影响赘皮的发生和程度。

【体征】

先天性下睑内翻与先天性下睑赘皮容易混淆,先天性下睑赘皮向下轻拉睑缘皮褶,可见睑缘和睑板的位置正常,而先天性下睑内翻的睑缘及睑板内翻(图 6-2)。

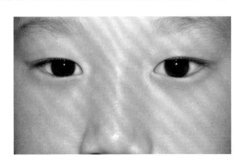

图 6-2 下睑内翻,双眼下睑内翻伴下睑赘皮

【术前评估】

同内眦赘皮。

【手术时机】

轻者可随年龄增长,鼻根发育饱满后缓解或自愈,如保守治疗无效可以在 3 岁左右考虑手术。如存在角膜损伤者可考虑提前手术。

【手术矫正】

1. 缝线矫正法 适用于轻度先天性睑内翻不伴有明

显下睑赘皮者。

2. 皮肤轮匝肌切除联合缝线翻转法　切除多余的皮肤和轮匝肌,增加皮肤张力并阻止轮匝肌超过睑缘以矫正睑内翻。

3. "L"形皮肤切除术　适用于内眦赘皮明显而影响内翻矫正效果者,或反向内眦赘皮伴有下睑内翻倒睫者。

视频 11
儿童先天性下睑赘皮内翻矫正——皮肤轮匝肌切除联合翻转缝线法

视频 12
儿童先天性下睑赘皮内翻伴内眦赘皮矫正——L形切口

视频 13
儿童先天性局限性下睑赘皮内翻矫正——小切口

第三节　先天性小睑裂综合征

【病因】

先天性小睑裂综合征为常染色体显性遗传,家族成员经常会有类似的面貌特征。也可能为胚胎发育期基因突变引起的散发病例。

【临床表现】

先天性小睑裂综合征具有特殊的面部特征,也称为睑四联症,包括睑裂明显短小、内眦间距增宽、反向内眦赘皮和重度上睑下垂(图 6-3)。

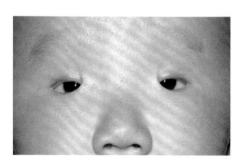

图 6-3 先天性小睑裂综合征

【术前评估】

患者存在明显的睑裂短小、内眦间距增宽、反向内眦赘皮和重度肌源性上睑下垂,其他异常包括下睑外翻、睑板短小、无重睑、侏儒症、鼻耳畸形和不同程度的智力缺陷。

【手术矫正】

1. 手术原则 需分期进行,如果兼顾弱视和美容效果,一般在 3 岁左右进行睑裂开大术。重度上睑下垂及重度反向型内眦赘皮者则可提前于 2 岁左右进行。首先行内眦成形术以开大睑裂并矫正内眦赘皮,如内眦开大效果不理想,可在术后 3~6 个月行外眦开大,然后于此术后 3~6 个月局部情况稳定后再行上睑下垂矫正手术。

2. 内眦开大可选择 Y-V 成形或者 Mustardé 内眦成形法。外眦开大可选择 Z 成形或 FOX 成形等,内外眦开大手术不可同时进行。

3. 上睑下垂矫正术,此类患者提上睑肌功能不良,通常采用利用额肌力量的手术方式,如额肌腱膜瓣悬吊或阔筋膜悬吊术。

4. 如存在弱视,术后尽早进行弱视训练。

第四节 先天性眼睑缺损

【临床表现】

先天性眼睑缺损是一种少见的先天性眼睑全层结构缺损畸形,女性多见,多单眼受累且多见于上睑缺损。可以合并睑球粘连、角膜皮样肿、角膜混浊、先天性小角膜、小眼球及虹膜脉络膜缺损,泪点缺如、闭锁等眼部异常,也可合并眉畸形、兔唇、头部及耳鼻畸形、智力发育延迟等。

【病因】

多种原因导致的胚胎发育期内角膜上下方的外胚叶组织发育不全,也可能是染色体异常的遗传性疾病。

【手术时机】

眼睑缺损会造成患儿角膜的损害,如存在睑球粘连者易发生暴露性角膜损害,在密切观察角膜情况下,可在患儿6个月左右手术。如无睑球粘连者,暴露性角膜炎发生可能性小,因此综合考虑患儿组织发育、角膜损害及手术引发弱视等因素,建议手术在6个月~2岁阶段完成。

【手术矫正】

1. 小于眼睑全长 1/4 或切迹样缺损,可以直接拉拢缝合(图 6-4~ 图 6-7)。

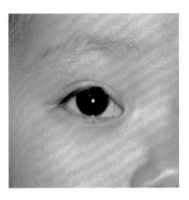

图 6-4 先天性眼睑缺损(术前),缺损范围小于眼睑全长 1/4

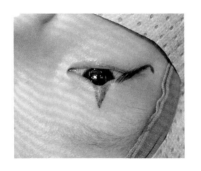

图 6-5 先天性眼睑缺损(术中 1),眼睑全层沿标记楔形切除后拉拢缝合

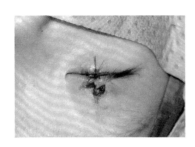

图 6-6 先天性眼睑缺损(术中 2),上睑皮肤缺损进行连续 Z 改形

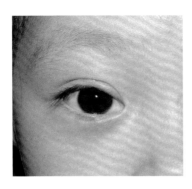

图 6-7 先天性眼睑缺损(术后),外观仅有少量睫毛缺失

2. 大于眼睑全长 1/4 缺损,需要行睑板结膜面修复及皮肤缺损的修复(图 6-8~ 图 6-10)。

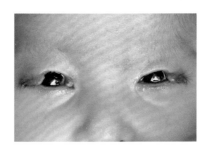

图 6-8 先天性眼睑缺损术前,缺损范围大于眼睑全长 1/4

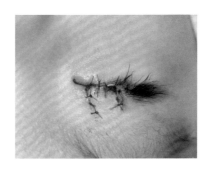

图 6-9 先天性眼睑缺损术中,使用异体巩膜替代睑板后皮肤滑行瓣修复

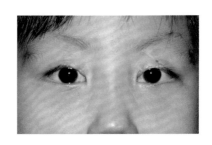

图 6-10 先天性眼睑缺损术后 6 年外观

第五节　先天性双行睫

【病因】

双行睫在动物中较为常见,因此可能是一种返祖现象。大多数双行睫为常染色体显性遗传,也可以是后天疾病导致,比如:天疱疮、严重化学烧伤、Stevens-Johnson 综合征等。

【临床表现】

在正常睫毛后方,相当于睑板腺开口处长出一排睫毛(副睫毛),多见于双眼上、下睑。5~6 岁起随着睫毛变硬开始出现眼红、畏光等不适。由于婴幼儿睫毛较软,因此刺激症状并不严重,多到 5~6 岁才有明显的角膜刺激症状,检查见结膜充血,角膜上皮粗糙或点、片状缺失,严重者有角膜浸润及斑翳形成。

【手术矫正】

麻醉后直视下破坏异常毛囊,可以使用切割、射频、烧灼、冷冻等方式破坏毛囊(图 6-11~ 图 6-13)。

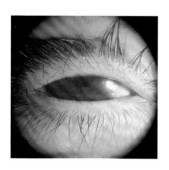

图 6-11　双行睫患者术前,上下睑正常睫毛后方副睫毛

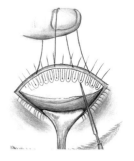

图 6-12　双行睫患者术中,灰线切开逐个毛囊切除示意图

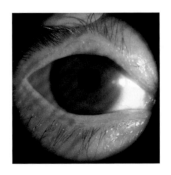

图 6-13　双行睫患者术后 1 个月外眼照相

（张　举　李冬梅）

第二部分

美容性手术

美容性重睑成形术

第一节　眼睛美学

【眼部美学参数参考值】

眉睑间距:是指眉毛上缘到眼睑上缘的距离,大约为20mm。通常认为眉毛和眼睛的最佳黄金比例是睑裂高度与眉睑间距比例为 1∶1.6,也有人认为眉睑间距的测量是眉毛上缘到瞳孔中央的直线距离,25mm是最佳眉睑间距。

东方人睑裂长度在 27~30mm,睑裂高度在 8~10mm,内眦间距和睑裂长度近似,外眦间距为 90~100mm。内眦角圆钝,外眦呈锐角,睑裂倾斜度即内外眦角连线与水平线之间的夹角,东方人以 10°左右为美。

【睫毛相关参数】

上下睑睫毛为 2~3 排,上睑睫毛 100~150 根,长8~12mm,上睑睫毛角度为 110°~130°;下睑睫毛 50~80 根,长度 6~8mm,下睑睫毛倾斜度为 90°~120°。

【东方人眼睑解剖学特点】

睑板宽度为 7~9mm,上睑脂肪丰富,广泛存在于皮下、眶隔内、眼轮匝肌下和睑板前。约 50% 的人具有遮挡泪阜的内眦赘皮,睑裂倾斜角度数大于西方人,眉弓平,鼻梁低,睑裂细小,内眦间距较宽,睫毛角度低平,眉眼间距较远。

【西方人眼睑解剖学特点】

睑板宽度为 10~12mm,睑裂长 30~34mm,眶隔紧密,眶脂肪少,睑裂倾斜度较低(5°~8°),缺少内眦赘皮,眉弓突、鼻梁高,大多数有明显的宽大而深在的重睑。睑裂大,眼睑薄,上眶区凹陷,睫毛角度上翘,内眦间距小,眉眼间距近。

第二节 重睑的临床分型及术前评估

【重睑的临床分型】

正常人群可以根据有无重睑皱襞和皱襞的多少分为:单睑、重睑、多层重睑、一单一双。也可以根据重睑显露的程度,分为:全双(相当于平行型)、中双(相当于开扇型)、半双(上睑皱襞在睑裂前1/3处不明显)、隐双(又称内双)。

根据上睑皱襞线的走行、宽窄以及它与睑缘线的关系,我们主要分为三种类型。

1. 开扇型 上睑皱襞自内眦或者靠近内眦开始,向外向上逐渐离开睑缘,呈扇形(图7-1)。

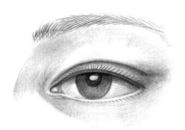

图 7-1 重睑形态——开扇型

2. 平行型 上睑皱襞的走行和睑缘平行一致,内、中、外侧的重睑宽度大致相同(图7-2)。

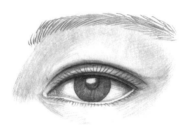

图 7-2 重睑形态——平行型

3. 新月型 上睑皱襞在内外眦部较低,中央部较高,如同一弯新月(图7-3)。

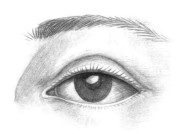

图7-3 重睑形态——新月型

【术前评估】

1. 美容性重睑手术的术前检查

(1) 常规术前检查:是否有炎症,高血压,心脏病,糖尿病、传染病、凝血机制障碍、肝肾功能异常、排除心理疾病等。

(2) 眼部常规检查:双眼视功能,眼前节,眼后节检查,眼位以及眼球运动。

(3) 干眼检查:检查受术者是否存在干眼症,术后由于很多人会出现暂时性的眼睑闭合不全,导致原有的干眼症加重。

(4) 眉部检查和眉睑间距:检查是否有额肌过强或者有眉下垂,是否存在眉睑间距过短或过长,预测术后是否会加重眉下垂。

(5) 泪腺检查:了解是否存在泪腺脱垂。

(6) 眼部特征检查:了解眼睑的形态和位置,上睑皮肤弹性和松弛程度,判断是否存在内眦赘皮、上睑下垂、"眼睑松弛症"等情况。

(7) 对求美者状况的了解:包括年龄、性别、职业及性格特点都会对重睑的设计有一定的影响,例如:演员、模特等职业的女性可能会选择一个较宽的双眼皮,正常男性可能要选择一个比较窄的双眼皮。术前要了解求美者的心理状态,和术后想达到的预期要求,看看是否切合实际,做好充分的交流和沟通。

2. 重睑的术前设计　重睑的高度一般是6~8mm,此为适中型。大多数求美者选择此型重睑高度,术后形成的重睑适合多数求美者。特殊职业如演员、模特等可以设计8~10mm。对于睑裂小、眉睑间距窄的求美者,重睑线可能需在5mm或者以下。

(1) 重睑形态设计:据调查统计,国人重睑以开扇型居多,占60%~70%,平行型次之,约占30%,因此重睑术的设计多为开扇型或者平行型。

(2) 重睑线最高点的设定:一般重睑线中央处的最高点在瞳孔中央处或者瞳孔的外侧缘或者位于瞳孔中央至瞳孔外侧缘之间。

(3) 一点式设计重睑弧度和形态:正常人向下看时上睑多数人都会有一个很浅的天然的皮肤皱襞线,在经过内眦时一般低于内眦赘皮线。用回形针或者牙签,放在预计重睑线的最高点,嘱求美者睁眼平视前方,如果形成自然、流畅、漂亮的重睑弧度,按照此弧线设计并画出重睑线。

(4) 三点式设计重睑弧度和形态:分别位于中央线、内侧线、外侧线上。①中央线:指通过瞳孔中央的垂线;②内侧线:指距离中央线内侧10mm的垂线;③外侧线:指距离中央线外侧10mm的垂线。一般中央线的高度与内侧线处的定点高度相差1~3mm为宜,与外侧线处的定点高度相差1~2mm为宜。一旦中央线最高点的高度确定,那么内侧点和外侧点的高度将决定重睑的形态(图7-4,图7-5)。

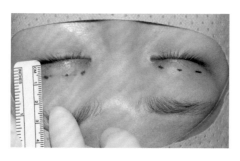

图7-4　重睑三点定位

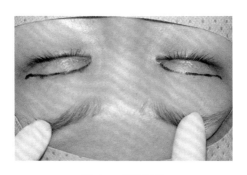

图 7-5　重睑画线

第三节　美容性重睑的手术方式

【手术方式】

美容性重睑的手术方式很多:埋线法,小切口法、全切法。

1. 埋藏缝线法重睑术　大体上可以分为两类:间断埋线法和连续埋线法。其中又可以根据是否穿透眼睑全层,分为穿透性埋线手术方式和非穿透性埋线手术方式(图 7-6,图 7-7)。

优点:操作简单,术后皮肤无明显瘢痕,可以重复埋线或者改为切开法,线头埋藏于皮下,不用拆线。术后外观即时效果好,在无明显出血、水肿的情况下,不影响工作,

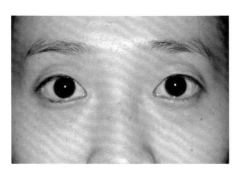

图 7-6　埋线重睑术前

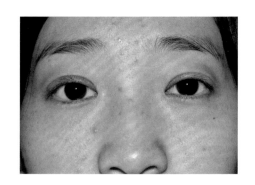

图 7-7　埋线重睑术后

恢复较快,深受年轻人喜爱。

缺点:术后重睑容易消失,易发生线结暴露,也有在皮肤面出现囊肿或结膜面出现肉芽肿的情况。

2. 小切口重睑术

(1) 三点式小切口重睑成形术:通过重睑线上三个长3~4mm 的皮肤小切口,去除切口下适量的眼轮匝肌、眶脂肪,达到皮下组织与睑板或者提上睑肌腱膜的粘连,形成重睑(图 7-8,图 7-9)。

优点:皮肤面的瘢痕小,损伤小,术后肿胀时间比较短。

缺点:皮肤面会出现三处凹陷性瘢痕,重睑也有消失的可能性,因无法做到去除多余的皮肤,适用范围窄。

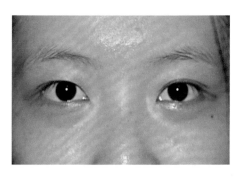

图 7-8　三点小切口术前

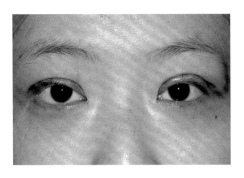

图 7-9　三点小切口术后

（2）中央小切口重睑成形术：沿着设计的重睑线中央做一个 10mm 左右的皮肤切口，去除皮下的眼轮匝肌，也可以打开眶隔去除眶脂肪，再进行重睑缝合。缺点：重睑线不连贯，或重睑弧度不佳。

3. 切开法重睑成形术　切开法适应证广泛，包括单纯切开法和需要同期处理皮肤松弛、眶脂肪膨出、泪腺脱垂、上睑下垂等问题的重睑联合手术（图 7-10，图 7-11）。

优点：重睑持久、稳定，适合各种眼部类型的求美者，特别适合眶脂肪丰富，眼睑皮肤松弛，伴有明显内眦赘皮者。

缺点：眼睑重睑线处的皮肤可以看到一条线性瘢痕，有的可以看到切口处明显的瘢痕增生，消肿和瘢痕淡化需

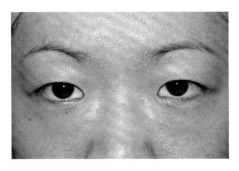

图 7-10　切开法重睑术前

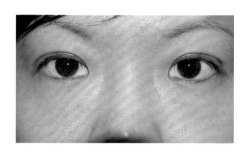

图 7-11　切开法重睑术后

要的时间比较长。

　　4. 伴有内眦赘皮的切开法重睑成形术　适用于伴有先天性内眦赘皮或者后天性瘢痕性内眦赘皮而需要行重睑成形术者,若不做内眦赘皮矫正术,就不会获得良好的重睑形态,尤其是做平行型重睑。但术后内眦部的瘢痕会比较明显,需要 3~6 个月甚至更长的时间淡化(图 7-12,图 7-13)。

　　5. 伴有上睑下垂的切开法重睑成形术　术前评估一定要全面和充分,要发现那些比较隐蔽的上睑下垂。伴有轻、中度上睑下垂的求美者,可以在切开法重睑成形术的同时联合提上睑肌腱膜前徙术(图 7-14,图 7-15)。

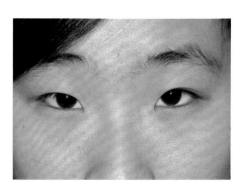

图 7-12　切开重睑术联合内眦成形术前

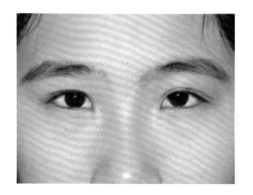

图 7-13　切开重睑术联合内眦成形术后

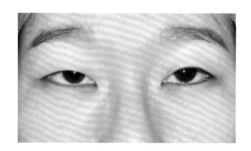

图 7-14　切开法重睑术联合提上睑肌腱膜前徙术前

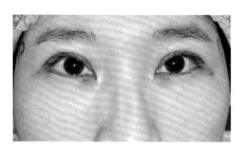

图 7-15　切开法重睑术联合提上睑肌腱膜前徙术后

【术后并发症】

重睑术后常见的并发症：双侧重睑外形不对称；上睑沟凹陷或者上眶区凹陷畸形；上睑皱襞过高畸形；三重睑或者多重睑；眼睑闭合不全；上睑下垂；重睑变浅或消失；重睑臃肿、肉条感；重睑线处皮肤凹陷性瘢痕。

（王　越　李冬梅）

美容性下睑成形术
（眼袋切除术）

第一节　眼袋概述

【临床表现】

下眼袋的概念：由于下睑皮肤、眼轮匝肌、眶隔退变松弛、眶脂肪移位脱垂等病理改变导致下睑皮肤松弛、堆积、眶脂肪脱出垂挂形如袋状的异常表现，通常称为下睑眼袋（眼袋）。除下睑臃肿、膨隆和下垂之外，还可以表现为外眦位置下移，下睑缘与眼球贴合不紧密，下泪小点外移，同时可能伴有泪沟（泪槽）的出现（图8-1）。

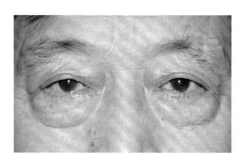

图 8-1　下睑眼袋

【病因】

1. 衰老退变　多发生于40岁以上的中老年人，随着年龄增长，下睑皮肤和眼轮匝肌的弹性减弱，而眶内脂肪堆积过多，眶隔退变松弛。

2. 遗传因素　有些年轻人也有下睑眼袋，多与家族遗传有关。还有一种假性眼袋,又称肌性眼袋,是由于下睑睑板前眼轮匝肌过于肥厚隆起导致,而轻度的睑板前眼轮匝肌隆起俗称"卧蚕",以维持下睑的饱满度和立体感。

【术前评估】

除了常规全身及眼部检查以外,还包括:下睑位置、下睑松弛度、眶脂肪突出情况。如果术前下睑松弛,术后就可能会出现下睑退缩。嘱患者向上看,判定眶脂肪疝出的大小和部位。

【处理原则及术式选择】

下眼袋的处理原则:加固修复"眼袋前壁"(皮肤、肌肉和眶隔膜)和处理"眼袋内容物"(眶脂肪)。

手术方式分为结膜入路(内路法)和皮肤入路(外路法)。每种入路方法都包括三种手术方式:眼袋比较轻,可以选择单纯眶脂肪切除;眼袋虽比较轻,但伴有明显的泪沟,可以选择眶脂肪释放重置,泪沟填充;对于眼袋比较严重,同时泪沟也明显,可以选择脂肪重置填充泪沟,然后将多余的眶脂肪切除。皮肤入路者可同时去除松弛的皮肤。

第二节 美容性下睑成形术

【手术方式】

1. 经皮肤切口入路法(外路法) 适用于中老年人下睑眼袋伴有皮肤松弛、眶脂肪膨出者。

优点:可以同时处理眼袋皮肤、眼轮匝肌、眶隔膜和眶脂肪,术后效果明显。

缺点:需要设计准确的去皮量和去脂肪量,否则会出现术后并发症(图8-2,图8-3)。

2. 经皮肤入路脂肪重置的下睑成形术 用于下眶区脂肪膨隆,但下眶沟存在明显凹陷的眼袋患者。目前下睑成形术多采用:脂肪部分切除,部分脂肪重新分布(脂肪重置)的方法(图8-4,图8-5)。

3. 经结膜切口入路法(内路法) 适用于单纯眶脂肪移位和膨出,无皮肤松弛,或不愿术后皮肤留有瘢痕的年

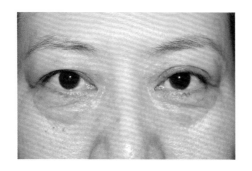

图 8-2　下睑眼袋术前

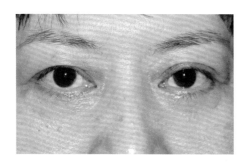

图 8-3　下睑眼袋术后

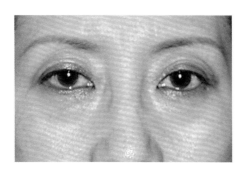

图 8-4　下睑眼袋脂肪重置术前

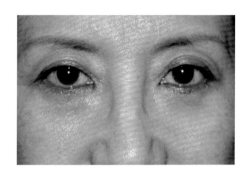

图 8-5 下睑眼袋脂肪重置术后

轻人。

优点:无皮肤瘢痕,无眼睑外翻、下睑退缩和睑球分离等并发症。操作简单,手术出血少,组织损伤少。

缺点:不能同时去除松弛的皮肤,故皮肤松弛者不适合。手术操作的视野范围局限,需要手术者非常熟悉眼睑和眼球的解剖,避免损伤下斜肌(图 8-6,图 8-7)。

【术后并发症】

下睑眼袋术后常见并发症:下睑外翻,球结膜水肿,下眶区塌陷,下睑退缩;术后明显瘢痕,斜视复视,眼袋复发。

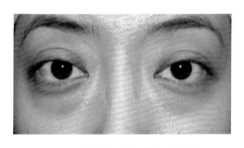

图 8-6 结膜入路眼袋切除术前

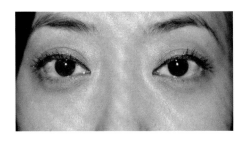

图 8-7　结膜入路眼袋切除术后

（王　越　李冬梅）

眶周微创美容术

第一节　A型肉毒毒素注射美容

【概述】

在面部抗衰老和美容中,肉毒毒素因具有微创和安全、有效的特点,被广泛用于面颈部除皱,尤其是面部上1/3常见的问题,如外眦部皱纹(鱼尾纹)、眉间纹和额纹。

现临床上应用的A型肉毒毒素包括保妥适(Botox)、丽舒妥(Dysport),以及衡力(BTX-A)。三种肉毒毒素从效价上比较,1单位的BTX-A等于1单位的Botox,等于3.5单位的Dysport。

【作用机制】

A型肉毒毒素是由肉毒杆菌分泌的细菌内毒素,其作用于胆碱能运动神经末梢,以某种方式拮抗由血清素转移的钙离子,干扰乙酰胆碱从运动神经末梢的释放,使神经短时间失去支配,从而阻断神经信号传导给肌肉细胞,引发肌肉麻痹松弛,进而达到除皱的效果。肉毒毒素持续作用时间因人而异,一般为3~6个月不等。

【临床应用】

1. 外眦部皱纹(鱼尾纹)　用1mL注射器配30G针头于最接近真皮下的层面注射。

2. 眉间纹　嘱患者放松降眉肌群,用拇指和示指捏肌肉注射入肌肉的中层。

3. 额纹　注射前要求患者皱额头,暴露前额皱纹。注射时可垂直进针,接触骨面后稍退针再进行注射。

4. 鼻根部横纹　可通过麻痹降眉肌及鼻肌来减轻鼻

横纹。

5. 下睑纹　于下睑中外侧注射肉毒毒素,注射时勿过深(图 9-1,图 9-2)。

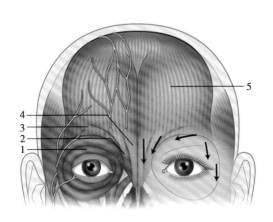

图 9-1　面部表情肌示意图

1- 眼轮匝肌,2- 降眉肌,3- 皱眉肌,4- 降眉间肌,5- 额肌

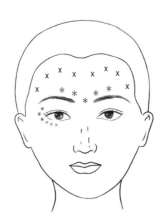

图 9-2　肉毒毒素眼周皱纹注射位点示意图

【并发症及不良反应】

多由于注射剂量过大或者注射层次不正确造成。常见为肌无力导致的不良反应,包括眉下垂、上睑下垂、视物重叠、畏光、睑裂闭合不全、面部肌肉肌力减弱、表情不自然、口角歪斜,甚至轻度的吞咽困难和颈肌无力等不良反应。高峰出现在注射后 2~4 周,多可自行缓解,一般无须特殊治疗。其他并发症还包括过敏反应,皮肤干燥,抗体产生、眼睑水肿、暴露性角膜炎等。应严格掌握治疗剂量及注射位点,术中谨慎操作。

第二节 透明质酸填充注射

【概述】

透明质酸(hyaluronic acid,HA)(又名玻尿酸),是组成人体结缔组织和滑液的成分之一,有非常好的锁定肌肤水分和塑形的功效,并且不具有致畸性和致癌性,因此具有较高生物相容性,已经逐渐成为全球使用量最大的皮肤填充剂。人工玻尿酸面部填充主要用于减少面部皱纹、隆鼻,矫正眶颧区塌陷、上睑沟凹陷,消除鼻唇沟、下睑沟,以及丰唇、丰下巴、隆乳等。

国际上的 HA 产品主要有 Restylane、Perlane、Juvederm、Puragen 等系列,每个系列均有不同颗粒大小或密度的产品,分别适用于真皮浅层、中层及深层注射以应对不同严重程度的皱纹。

【临床应用】

软组织填充的适应证是针对皮肤容积相关的形态改变。眶周美容注射部位主要包括下睑泪沟,上睑沟凹陷(图 9-3,图 9-4),眉脂肪垫扁平、颞沟以及眶周皱纹等。玻尿酸也可以应用于上睑治疗眼睑整形术后的并发症,如过度的脂肪缺失。可持续时间为 7~9 个月(图 9-5,图 9-6)。

【注射方法】

玻尿酸注射时可使用 27G 针头或者 27G 钝性套管。非注射手的示指放置在下眶缘的内侧保护眼球。放置于眶缘的手指可引导眶缘外的填充注射器沿骨膜到达较深

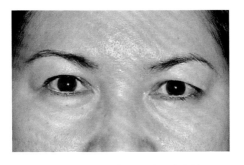

图 9-3　下睑泪沟注射玻尿酸术前

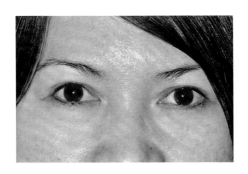

图 9-4　下睑泪沟注射玻尿酸术后

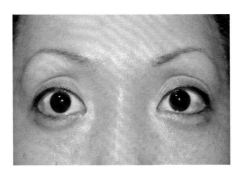

图 9-5　上睑成形术后上睑沟凹陷

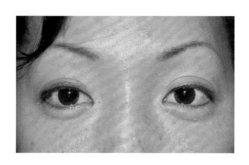

图 9-6 玻尿酸注射修复上睑沟凹陷后

的位置。每次注射时应边注射边后退,并且在注射后用手指轻柔的塑形以确保分布均匀。

【并发症】

玻尿酸注射入血管和血管阻塞是最严重的并发症,可导致视网膜中央动脉阻塞而发生失明。在眶周区域或者鼻唇沟皱褶注射玻尿酸时易出现此类严重并发症。使用套管,回退注射,注射前回吸注射器以及降低注射时的压力可减少发生。其他并发症包括注射区感染,皮肤异色,过矫/低矫以及瘀斑等。

(李 洋 李冬梅)

第三部分

结　膜

睑 球 粘 连

第一节　睑球粘连

【病因】

睑结膜和球结膜或角膜之间发生粘着的病理状态称为睑球粘连。睑球粘连可以为先天性,也可以因后天结膜损伤所致。

1. 先天性睑球粘连　多由于先天性角膜皮样囊肿范围广泛而形成睑球粘连,或先天性眼睑缺损伴有不同程度的睑球粘连。

2. 后天性睑球粘连　多发生于化学(酸、碱)烧伤、热烧伤、爆炸伤、眼表疾病如 Stevens-Johnson 综合征、瘢痕性类天疱疮、翼状胬肉、结膜溃疡性疾病,以及眼睑结膜手术所致,也可见于重症沙眼和长期使用缩瞳剂药物患者。

【临床表现】

睑球粘连的部位和程度不同其临床表现复杂而多样。常见临床表现为眼球运动受限(图 10-1),角膜周围或角膜上的条索状粘连引起角膜不规则散光及复视。严重睑球粘连遮盖角膜者,可致严重视力障碍甚至失明(图 10-2)。严重烧伤睑板溶解,睑缘皮肤破坏可致眼睑部分或完全缺损。睑球粘连牵拉致睑缘位置异常,可引起睑内翻倒睫、睑缘闭锁、睑裂消失等,并可引起眦角畸形。

【分类】

按睑球粘连程度分类:

1. 部分性睑球粘连　睑球粘连范围小,累及眼球表

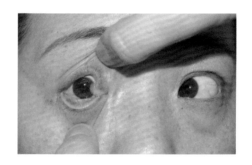

图 10-1　睑球粘连致眼球运动受限

面的某一个部分。

2. 广泛性睑球粘连　粘连范围广泛,眼睑与角膜粘连,穹隆消失(图 10-3)。

3. 闭锁性睑球粘连　上、下眼睑与眼球完全粘连,睑裂消失。多伴有眼睑的缺损及角膜损害,部分病人视力丧失(图 10-4)。

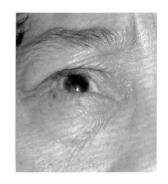

图 10-2　睑球粘连累及角膜

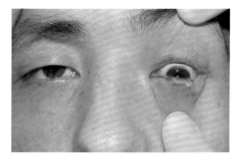

图 10-3　广泛性睑球粘连

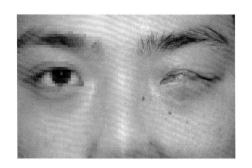

图 10-4 闭锁性睑球粘连

【检查】

1. 眼部检查 包括眼球运动情况、视功能、角膜及后节情况的检查,尤其要记录清楚角膜损害情况,必要时需验光。对于闭锁性睑球粘连睑裂完全消失者,可以用指触法来判定眼球的形态是否正常、眼球的硬度、眼压高低等,也可用超声波检查确定眼球结构情况。记录睑球粘连的范围、程度、部位,以及眼睑及内外眦情况。

2. 实验室检查

(1) 对于病因不明的结膜瘢痕,应取结膜瘢痕组织活检并行免疫荧光染色,以排除瘢痕性类天疱疮。

(2) 一些情况下,鳞状细胞癌也可导致睑球粘连,所以部分可疑病例需要行病理分析。

【治疗】

手术是解决睑球粘连的主要方法,以分离睑球粘连、恢复眼球运动、改善视功能及眼部外观为根本目的。应在伤后半年或前次手术后半年或半年以上再行睑球粘连分离手术。如为酸、碱烧伤或严重睑球粘连应在伤后 1 年以后手术。过早手术,由于炎症反应,病变进展过程未静止、炎症未消退,手术不仅难以成功,反而可造成更严重的睑球粘连。手术方式多采用睑球粘连分离羊膜移植或结膜瓣转位等。

【预后】

睑球粘连患者术后大多数可达到外观的改善,包括重建的球结膜、睑结膜、穹窿结膜宽度是否满意,眼球运动是否自如。但是功能恢复多不理想，干眼是一个非常严重而不易解决的问题。

第二节　部分性睑球粘连

部分性睑球粘连累及范围小，仅粘连眼球表面的某一个部分，多见条索状或扇形粘连，根据病变的形状和范围可以分别采用不同的手术方式。

【临床表现】

1. 条索状部分性睑球粘连　一般为外伤或炎症后病变处结膜呈线形、条索状增生，远端位于穹窿部或内外眦角，近端可附着于角巩膜缘。这种增生瘢痕与相邻正常结膜组织交界往往呈连续坡状，并似蹼样缩短，眼球转动时条索状粘连处组织张力明显增强（图 10-5）。

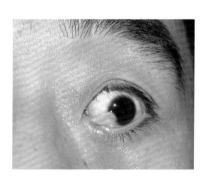

图 10-5　条索状部分性睑球粘连

2. 扇形部分性睑球粘连　眼部烧伤、化学伤及其他疾病可导致结膜瘢痕化、角膜血管化，从而产生扇形或三角形的睑球粘连，基底部多位于穹窿部，甚至穹窿部完全消失，尖端可累及角膜边缘或近角膜中央区域，从而影响眼球运动及外观（图 10-6）。

【睑球粘连分离手术】

1. 条索状部分性睑球粘连可应用"Z"成形术治疗。

2. 扇形睑球粘连，粘连处穹窿消失者可采用 Von Arlt

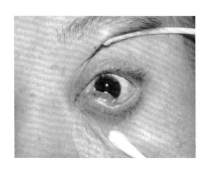

图 10-6　扇形部分性睑球粘连

睑球粘连分离术。

第三节　广泛性睑球粘连

广泛性睑球粘连多由化学性(酸、碱)烧伤、热烧伤、爆炸伤所致。睑球粘连多发生于烧伤晚期修复期,此期间角膜被纤维血管化的血管翳遮盖,或角、结膜瘢痕化导致眼睑与角膜粘连,结膜穹窿严重变浅甚至消失。由于粘连范围广泛且复杂,需根据粘连程度和范围采取不同的修复方法。

【临床表现】

目前睑球粘连程度的划分只是笼统地以粘连面积大小作为标准。其严重程度取决于结膜面、角膜面的损伤范围,以及粘连对于眼球活动的影响。广泛性睑球粘连可表现为一侧或上下穹窿均广泛粘连,伴有大面积角膜粘连甚至累及全角膜,≥3 个眼位存在复视或眼球运动受限。若粘连范围累及瞳孔区,可伴有视力损害。

【睑球粘连分离术】

1. 睑球粘连分离单蒂结膜瓣转位术　适用于较广泛的睑球粘连,分离粘连后角膜仍保持透明而且结膜缺损不超过一个象限。

2. 睑球粘连分离桥状(双蒂)结膜瓣转位术　适用于较广泛的睑球粘连,分离粘连后结膜缺损范围较大但角膜形态正常者,尤其适用于穹窿结膜缺损者。

3. 睑球粘连分离羊膜移植术 适用于广泛性睑球粘连，分离粘连后结膜缺损较大，但睑结膜或球结膜只有一面有创面者，且角膜形态基本正常者。

第四节 闭锁性睑球粘连

【临床表现】

临床上常见于因严重眼外伤、眼部化学烧伤、热灼伤或眼部手术史，造成眼睑、结膜及角膜同时受到广泛损伤，导致上下睑缘完全粘连并与角膜相贴，结膜囊完全消失或仅上下睑之间残存一浅沟状结膜组织。轻者眼球形态结构正常，且视功能存在，严重者眼球及视功能均可受损。

【检查】

1. 眼球解剖状态 由于闭锁性睑球粘连，睑裂完全消失，眼球不可见，此时可以用指触法判定眼球形态及眼压高低，也可用超声波检查确定眼球结构。

2. 视功能检查 检查患者光感及光定位情况，必要时可作视觉电生理检查。

(1) 泪液分泌及泪道系统检查：部分泪小点尚存患者，可进行泪道冲洗检查评估泪液引流功能。

(2) 眼睑及睑缘情况：确定是否合并有睑板缺失、睑缘或眼睑缺损情况。

【睑球粘连分离术】

1. 眼球形态结构正常，视功能存在者 此种情况下手术目的不仅单纯为达到外观的改善，亦需为进一步治疗角膜病变，提高视力创造条件。①眼睑结构正常者：选用睑球粘连分离加自体唇黏膜移植术；②睑板溶化、眼睑部分缺损者，可选用硬腭黏膜联合唇黏膜移植术。

2. 眼球形态结构正常或失常，视功能丧失者 ①如果眼球形态结构正常或单纯眼球萎缩，眼内无炎症者，可考虑睑球粘连分离后保留眼球行游离中厚皮片移植术；②眼球呈葡萄肿状，可行睑球粘连分离眼球摘除同时行结膜囊重建手术。

(辛 月 李冬梅)

第十一章

结膜松弛症

【病因】

结膜松弛症病因并不清楚,可能为:睑板腺功能障碍;下睑缘张力增高;结膜淋巴管受压迫;自身免疫性疾病:泪液功能及成分的改变;球结膜组织的病理学改变。结膜松弛症的发病也可能为多因素共同作用的结果,在下睑内翻和糖尿病病例中结膜松弛症发病率相对较高,可能有遗传因素,并与年龄相关。

【临床表现】

1. 症状 眼部干涩、异物感、流泪、刺痛、畏光及视疲劳等。

2. 体征 下方球结膜松弛、堆积,严重者暴露于下睑缘外,可出现结膜下出血或边缘角膜溃疡。泪液动力学异常,如泪膜不稳定、泪河残缺等(图 11-1,图 11-2)。

【病情分级】

目前国内最常见的分类方法为张儒兴等研究的分类方法。其采用松弛结膜皱褶轻重(F)作为必备诊断与

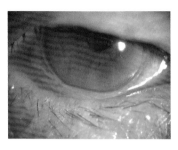

图 11-1 下方球结膜松弛

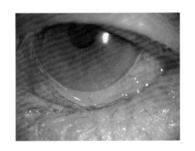

图 11-2 下睑内翻伴结膜松弛

分级条件,症状(S)、泪河(O)、向下注视时结膜松弛程度(G)、泪膜破裂时间(B)作为辅助诊断分级条件。结膜松弛症按下列标准诊断:若患者的临床表现符合 F2+S2 或 F2+O2、G2、B2 其中的两种,则诊断为结膜松弛症Ⅱ级,结膜松弛症的分级有 0、Ⅰ、Ⅱ、Ⅲ、Ⅳ级。Ⅱ、Ⅲ、Ⅳ级诊断为临床有意义的结膜松弛症。

【组织病理学】

结膜松弛症的结膜病理表现为结膜弯曲皱褶,松弛结膜皱褶内血管弯曲、变形。松弛结膜的鳞状上皮增生,基底细胞色素沉着,角化不全,薄厚不均匀。固有层血管扩张、出血及炎细胞浸润,弹力纤维减少或近乎消失。

【检查】

1. 眼部检查 除常规视功能检查外,需除外活动性沙眼,内翻倒睫及慢性泪囊炎等疾病,如存在此类疾病应首先给予处理,之后方可考虑手术治疗。

2. 结膜松弛检查 结膜松弛分级判定。

【诊断】

1. 患者主诉眼干涩、异物感、合并溢泪等症状。

2. 裂隙灯检查 眼球下方球结膜松弛成皱褶被夹在眼球与下睑缘间,阻碍泪液流向或直接堵塞下泪小点开口处,眼球上转球结膜松弛消失或明显减轻,眼球下转球结膜松弛明显。

3. 出现泪液动力学异常,如泪膜不稳定、泪河残缺、泪液清除延缓等。

4. 泪道冲洗通畅,无引起鼻泪管开口处阻塞的鼻腔病变或异常者,并排除与溢泪有关的眼部其他病变或异常。

【处理】

1. 结膜缝线固定术　适用于轻度结膜松弛症患者,以缝线将松弛结膜固定于远隔的巩膜浅层。

2. 结膜新月形切除术　用于中重度结膜松弛症,是最常用的手术方式。手术于下方角膜缘后 5mm,切除一条新月形的松弛结膜。然后以 8-0 可吸收线或 10-0 尼龙线缝合固定。

3. 射频消融术　适用于轻、中度结膜松弛症患者,不需缝合,减少手术时间,伤口愈合快。

（辛　月　李冬梅）

第十二章 结膜变性及肿瘤

第一节 结膜淀粉样变性

【病因与分类】

淀粉样物质是一种与免疫球蛋白有关的糖蛋白,本病可能与免疫性疾病与机体免疫调节功能障碍有关。淀粉样变性可有家族性与非家族性、原发性与继发性、全身性与局限性者。

【临床表现】

结膜淀粉样变属于局部型,多累及单眼。早期常见结膜充血、结膜肥厚、眼睑瘙痒、反复结膜下出血,随着时间推移逐渐出现眼睑内中等质地、条索状、无痛包块,眼睑活动受限的上睑下垂,也可以逐渐累及眼眶、角膜、玻璃体等。系统性淀粉样变可以累及肝肾、血管、周围神经、皮肤等(图 12-1)。

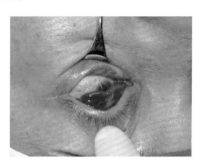

图 12-1 上睑结膜淀粉样变性,可见结膜充血和结膜肥厚

【治疗原则】

系统性治疗包括大剂量美法仑化疗联合激素治疗、自体骨髓干细胞移植、抗炎治疗、生物靶向治疗、肝肾移植等。

结膜淀粉样变性治疗不理想,根据病情考虑观察随访、放射治疗和冷冻治疗。如影响功能或外观者,可考虑手术切除。

【术前评估】

1. 常规眼周检查,特别是玻璃体受累情况。

2. 必要时行 MRI 检查除外眶内侵及。

3. 全身系统检查,比如血沉、超声心动图、胸部 CT 平扫,腹部 B 超等。如果存在全身系统性变性需要先行全身治疗。

【手术】

结膜淀粉样变性临床表现多种多样,没有固定的手术方案,需要根据病情进行淀粉样变性的结膜组织切除和侵及组织切除及修复。

第二节 结膜皮样脂肪瘤

【临床表现】

结膜皮样脂肪瘤又称纤维脂肪瘤,是一种迷离瘤,属于先天性良性肿瘤。病变常位于外眦部颞上方球结膜下(上直肌和外直肌之间)向眶内赤道部延伸,部分达到角膜缘的球结膜处,呈白色、质光滑,类似眶脂的扁平隆起。患者不适症状轻微(图 12-2)。

【手术矫正】

肿瘤较小,不影响美观者多观察随访。若肿瘤较大,影响外观或者导致外眦畸形者,可行手术切除。

【注意事项】

术中分离操作需谨慎,避免损伤泪腺,提上睑肌、Müller 肌及外直肌。术中不可切除过多结膜组织,防止形成睑球粘连。

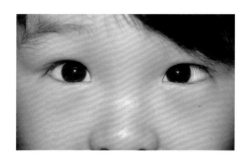

图 12-2　结膜皮样脂肪瘤，球结膜面光滑、类似睑脂的扁平隆起

第三节　结膜色素痣

【分类】

1. 交界痣　痣细胞在上皮基底层，具有低度恶性潜质。

2. 上皮下痣　痣细胞仅在上皮下组织，无交界性活动，无恶变倾向。

3. 复合痣　具有以上两种成分，罕见恶变。多见于儿童，偶见于青春期，随年龄增长，痣细胞越来越向上皮下移动，形成上皮下痣或复合痣。

4. 联合痣　痣细胞性痣与蓝痣混合存在。

【临床表现】

结膜色素痣是结膜最多发的色素性病变，浅层痣由上皮交接处黑色素母细胞增生而来，深层痣起源于神经的施万细胞。结膜色素痣好发于睑裂部的球结膜、角膜缘周围，可侵及角膜，呈乳头瘤样生长，还可发生于睑缘。通常边界清，扁平或稍隆起。其形态多变，生长较大时可以成片、色深、在巩膜白色背景下呈暗棕或黑色斑片，有时无色或呈粉红色。一般在儿童期缓慢生长，在青年期颜色加深，成年长期静止不变，40 岁以上者偶有因刺激而恶变发展为黑色素瘤。内分泌改变，如妊娠、停经、促肾上腺皮质激素（ACTH）的刺激以及炎症等可使色素沉着增加（图 12-3）。

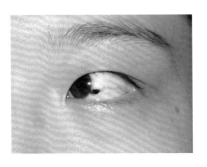

图 12-3　结膜色素痣,侵及角膜缘、轻微隆起

【手术】

如较小的痣,多数为良性,无须切除。如影响外观或内心焦虑,亦可考虑切除并直接拉拢缝合。较大的肿物切除后结膜缺损者需行结膜瓣转位并用羊膜覆盖角膜缘处球结膜创面。

第四节　黑色素瘤

【分类】

结膜黑色素瘤根据临床生长方式分为:

1. 结节性黑色素瘤　呈孤立的隆起病变,无弥漫扁平样色素沉着。

2. 弥漫性或扩散性黑色素瘤　呈弥漫扁平增厚的病变。

【临床表现】

结膜黑色素瘤是临床上罕见的单侧眼部恶性肿瘤,约占眼部肿瘤的 2%。60 岁以上的老人居多,男女发病率无差异。临床表现为灰黑色结节状肿块,位置可能在角膜缘周围、内外眦部、球结膜、半月皱襞和泪阜,其中内外眦部发病率最高(图 12-4)。

【鉴别诊断】

1. 鳞状细胞癌和结膜鳞状上皮内瘤样病变　可有色

123

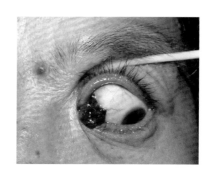

图 12-4　结膜黑色素瘤,泪阜的巨大
黑色结节状肿块

素沉积类似结膜黑色素瘤,但通常无黑变。

2. 葡萄膜黑色素瘤和黑色素细胞瘤向球表浸润　高频超声眼内检查有助于鉴别。

3. 皮肤黑色素瘤转移瘤　瘤体切除后活检可鉴别。

【手术】

广泛彻底切除,并辅助冷冻和放疗是防止局部复发的关键。术后辅助治疗包括:近距离放射疗法、化疗、冷冻疗法、免疫治疗。

【预后】

与肿瘤厚度、解剖部位(睑结膜或泪阜部预后差)、累及范围、首次治疗方案、是否伴有淋巴结浸润、增殖快慢、组织类型(湿疹样组织改变预后差)和复发等多种因素密切相关。需要术后定期随访。

第五节　其他结膜肿物

【结膜乳头状瘤】

可能与病毒感染有关,为良性病变。多见于儿童及青年人,可发生于睑结膜或球结膜,通常为多蒂或无蒂的肿物。其复发率高,亦可自行消退。老年人的乳头状瘤可为有恶化倾向的癌前病变,且与鳞状细胞癌不易鉴别,需要完全切除并进行冷冻治疗(图 12-5)。

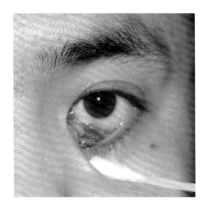

图 12-5　结膜乳头状瘤,起源于下睑
穹窿结膜

【结膜囊肿】

　　结膜囊肿是常见的眼部良性肿瘤,其外观表浅易见。常见原因为单纯淋巴管扩张、炎性 Krause 腺阻塞引起或者手术相关的结膜上皮细胞植入。囊肿大小可根据囊内组织液的多少而改变,当囊肿较大时,患者可能会出现眼磨等不适主诉而就诊,其诊断和切除较为容易,可以根据需要进行结膜囊肿摘除术。不可行穿刺抽液(图 12-6)。

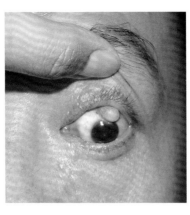

图 12-6　结膜囊肿,内含大量组织液

【结膜血管瘤】

结膜血管瘤为先天性良性肿瘤,多见于学龄前儿童。单纯发生于结膜者少见,多合并眼睑、巩膜、眼肌或眼眶血管瘤。结膜血管瘤分为毛细血管型和海绵状型。表现为结膜下血管扩张、扭曲或异常堆积成团状,可呈孤立的、局限型或弥漫型,也可为全身病的表现之一,如Sturge-Weber综合征。通常和眼睑皮肤、眼眶毛细血管瘤以及静脉血管瘤有广泛联系。单纯浅表的结膜血管瘤可以进行冷冻治疗,成人的稳定病例也可以考虑手术切除,本病亦有可能出现自行萎缩。

【结膜淋巴管瘤】

为缓慢发展的良性肿物,表现为弥散、多腔的囊性肿块。多于出生后至青春期发病,一般小于6岁。当出血进入囊腔内可导致"巧克力囊肿"。可合并眼睑、眼眶、面部、鼻部或口腔的淋巴管瘤。美观或功能目的可以行手术切除,但是一次手术很难彻底切除。

【结膜黑变病】

常在中年后发病,为结膜的扁平棕色色素斑块,随时间有可能会发展为黑色素瘤。当病变区血管隆起或者增大时应该怀疑有恶变,并行手术切除(图12-7)。

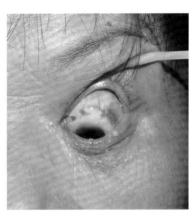

图12-7 结膜黑变病,结膜棕色色素斑块

【结膜非典型增生】

多于中老年，通常为单侧且单发病灶。角膜缘可见灰白色胶状病变，有时可发展为乳头状瘤样、蕨齿样外观。治疗需要完全切除，并对邻近结膜进行冷冻治疗。对于复发性或长期病变，需要切除部分板层角膜基质及巩膜，并局部使用丝裂霉素、5-氟尿嘧啶及干扰素，定期随访。

【结膜原位癌】

原位癌为极早期的恶性肿瘤，有时被称为"浸润前癌"或"0期癌"，可以为鳞癌、淋巴瘤、黑色素瘤等早期变现。临床上最多见为角结膜原位癌（Bowen病），其好发于老年人，角结膜交界处，肿瘤与正常组织分界明显。其生长缓慢，可在若干年内局限在上皮内。结膜原位癌的治疗需要完全切除并活检，对邻近结膜进行冷冻治疗，如侵犯角膜需要进行板层角膜移植。

【结膜鳞癌】

较少见，常见于从事户外活动的老年男性，可能与紫外线照射、人乳头瘤病毒感染、吸烟有关。一般为低度恶性肿物，起源于角膜缘干细胞，以睑裂颞侧角膜缘发病率最高。早期无明显刺激症状，故经常延误治疗。肿瘤可以穿破基底膜侵犯上皮下组织，也可以远处转移。手术切除并定期随访（图12-8）。

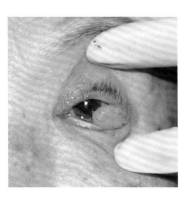

图 12-8　结膜鳞癌，颞侧巨大肿物

【结膜淋巴瘤】

常见于中青年患者,但是平均诊断年龄约 60 岁。外观为浅粉色三文鱼颜色样肿物,可发生在球结膜或穹窿部。需要进行活检免疫组化染色确诊后尽量完全切除。本病可发展为全身性淋巴瘤。

【结膜 Kaposi 肉瘤】

恶性、无痛性结膜下结节,常为红色,可以引起结膜出血。需要进行艾滋病相关检测。当进行高活性抗反转录病毒治疗时,Kaposi 肉瘤可消退。其他治疗包括长春新碱、手术切除、冷冻或者放射治疗。

(张 举 李冬梅)

第四部分

泪　器

第十三章

泪 道 阻 塞

第一节 先天性泪道阻塞

一、先天性鼻泪管阻塞

【临床表现】

先天性鼻泪管阻塞在新生儿中的发生率为 2%~6%，主要症状表现为单眼或双眼持续性溢泪伴脓性分泌物，绝大多数患儿在出生后 3~4 周可自愈。

【病因】

最常见的原因为鼻泪管下端 Hasner 瓣膜未正常开放，不能形成管道化而导致膜性阻塞(图 13-1)。

【诊断】

诊断主要根据病史，检查可能发现泪河增宽和分泌

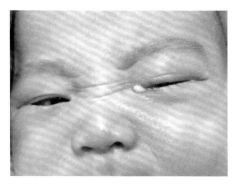

图 13-1　左眼先天性鼻泪管阻塞合并泪囊炎

物增多,按压泪囊可见黏脓性分泌物溢出(图13-2)。泪道冲洗检查和荧光染料消失试验(FDDT)可帮助诊断。鉴别诊断包括慢性结膜炎、睑内翻、倒睫等引起流泪的其他原因。

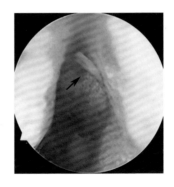

图 13-2 鼻内镜下显示 Hasner 瓣膜阻塞

【治疗】

目前对于治疗时机仍存在争议,90% 先天性鼻泪管阻塞在 1 岁以内可以缓解。国内学者多主张采取阶梯式治疗方案,出生后 4~6 个月内保守治疗包括泪囊按摩、局部抗生素,冲洗泪道建议在 3 月龄以上。对于保守治疗无效的患儿,4 月龄以上可行泪道探通术,一次成功率可达到 90% 以上。对于 1 岁以上泪道探通失败的患儿行全麻下泪道置管术,极少数鼻泪管发育异常者则需要行泪囊鼻腔吻合术。

二、泪囊突出

【临床表现】

泪囊突出,又称为先天性泪囊囊肿,是一种发生于新生儿少见的先天性泪道疾病,多为单眼发病。该病表现为出生时或出生后不久在内眦部出现波动性的囊性包块,常呈现蓝紫色外观(图13-3)。

【病因】

病因为鼻泪管末端 Hasner 瓣膜和位于泪总管开口处的 Rosenmüller 瓣膜同时关闭,从而导致羊水和 / 或泪囊杯状细胞分泌的黏液潴留于泪囊和鼻泪管内形成泪囊鼻泪管囊肿,上方向泪囊区皮肤面膨出,下方向下鼻道内突出。

【诊断】

诊断主要根据典型临床表现即内眦韧带下方明显突

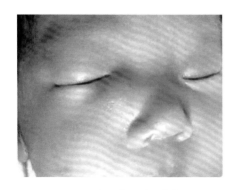

图 13-3　右眼先天性泪囊突出

起的囊性肿物,CT 辅助检查可帮助诊断。如果发生于双眼则应行鼻腔检查排除呼吸窘迫。鉴别诊断包括血管瘤、脑膜脑膨出和泪囊炎等。

【治疗】

泪囊突出在发病初期 1~2 周内行泪囊按摩有可能自行缓解,但是需要密切观察,一旦有感染征象或保守治疗两周无效时则应考虑行泪道探通。

三、泪道瘘管

【病因】

先天性泪道瘘管是泪道发育异常导致泪道和体表之间形成病理性管道,以其一端开口于皮肤而另一端开口于泪道管腔(泪小管、泪囊或鼻泪管)为特征的疾病,发生率约为 1/2 000,以单侧多见。

【临床表现】

先天性泪道瘘管通常没有症状,临床表现为内眦鼻下方皮肤有一个瘘口,当合并鼻泪管狭窄或阻塞时可能出现瘘管处溢泪或黏性分泌物(图 13-4)。

【治疗】

对于有溢泪或分泌物症状的病例可行瘘管切除术。如果合并鼻泪管阻塞,则应考虑瘘管切除联合泪道置管或鼻腔泪囊吻合术。本病通常预后较好。

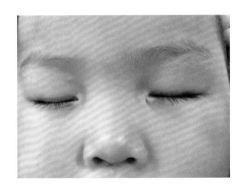

图 13-4　左眼先天性泪道瘘管

视频 14
泪道瘘管切除术

视频 15
Ritleng 人工泪管
置入联合泪道瘘管
切除术

（丁静文　李冬梅）

第二节　获得性泪道阻塞

一、获得性鼻泪管阻塞

【病因】

由于鼻泪管下口处 Hasner 瓣闭锁及以上不同鼻泪管部位的阻塞，导致泪囊、鼻泪管内液体潴留，可伴有或不伴有感染。根据细菌毒力和机体抵抗力的情况,表现为急性泪囊炎、慢性泪囊炎或伴有黏液分泌物的鼻泪管阻塞等类型,不同类型之间可相互转变。

【临床表现】

中老年女性多见,起病急剧或缓慢,充血、溢泪,伴有脓性分泌物或无症状。按压泪囊区可自上或下泪点溢出黏脓性分泌物。急性泪囊炎有泪囊区皮肤红、肿、热、痛,可波及眼睑结膜及面颊。数天后红肿局限形成脓肿,破溃后脓液排出炎症减轻,反复发作者局部皮肤可形成泪囊瘘管,经久不愈。可有颌下及耳前淋巴结肿大,全身一般不发热,偶可伴有发热。感染未控制者,可发展为眶蜂窝织炎,甚至脓毒血症导致死亡(图 13-5)。

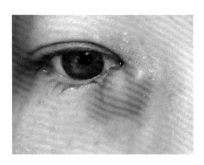

图 13-5 急性泪囊炎外眼像:右眼急性泪囊炎 2 个月,已破溃

【诊断】

诊断主要依据病史、临床表现和泪道冲洗检查,CT 泪囊造影可明确泪道阻塞的位置、泪囊大小及鼻腔情况,对于指导手术具有重要的价值(图 13-6)。鉴别诊断包括泪小管炎、睑腺炎、眶内肿瘤等。

【治疗】

治疗以手术为主,手术方式主要包括泪道置管和泪囊鼻腔吻合术。泪囊鼻腔吻合术有外路和鼻内镜下经鼻两种不同入路。传统外路泪囊鼻腔吻合术存在创伤大、出血多、皮肤瘢痕(图 13-7)、复发率高等问题,随着内镜技术的

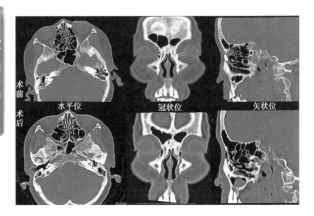

图 13-6　泪道造影的冠状位、水平位及矢状位表现：DCR 术前显示左侧泪道显影；术后泪道造影显示吻合口通畅，造影剂可通过吻合口抵达鼻腔

发展和应用，鼻内镜微创技术已有逐步取代传统手术的趋势。根据 CT 泪囊造影结果是选择手术方式的重要依据，Hasner 瓣部分闭锁和鼻泪管下口阻塞者可行泪道置管术或 Hasner 瓣切除术，鼻泪管上段和中段阻塞者及老年患者建议行经鼻泪囊鼻腔吻合术。一旦发生急性泪囊炎需要控制感染，全身及局部联合应用抗生素，对于难以控制的急性感染，可在急性期行鼻内镜下经鼻泪囊鼻腔吻合术（图 13-8）。

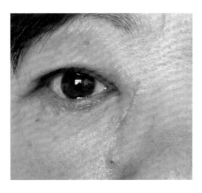

图 13-7　传统外路吻合术的内眦皮肤瘢痕

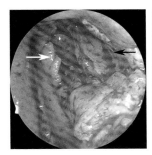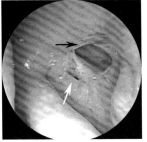

图 13-8 鼻腔泪囊吻合术中泪囊切开及复查时吻合口所见：左侧经鼻内镜下 DCR 术中（左图）及术后 2 个月（右图），所示吻合口（黑箭头）及打开前组筛窦（白箭头）

视频 16
经鼻内镜下鼻腔泪囊吻合术

视频 17
鼻内镜下经鼻泪囊鼻腔吻合术

视频 18
鼻内镜下 Hasner 瓣切除术

二、泪小管阻塞

【病因】

各种外伤(化学烧伤、烫伤、医源性损伤如泪道冲洗或探通、置管等操作不当)、病毒性角结膜炎、泪小管炎、长期眼表用药(慢性长期的青光眼、虹睫炎等患者)、放化疗。

【临床表现】

中老年女性多见,以持续溢泪为主要临床表现。

【诊断】

诊断主要根据临床表现,泪道冲洗示上/下冲原返,泪小管探查可发现泪小管阻塞的部位。可能同时合并泪点阻塞和/或鼻泪管阻塞。需要与干眼症、睑缘炎、睑内外翻,和其他类型泪道阻塞相鉴别。

【治疗】

以手术为主。手术方法包括伴/不伴泪囊鼻腔吻合术的人工泪管置入术、切除泪小管阻塞部分行泪小管断端吻合联合人工泪管置入术、结膜泪囊鼻腔吻合术(CDCR)、结膜鼻腔吻合术、Jones 管植入术等。术后复发率高,预后较差。

(孙 华 李冬梅)

第十四章

泪 器 炎 症

第一节　泪腺炎

【病因】

泪腺炎根据病程进展可分为急性和慢性。急性泪腺炎为泪腺的急性炎症,多为单侧发病,主要由于细菌或病毒感染引起,常见的致病菌为金黄色葡萄球菌和肺炎链球菌。感染途径可由眼睑、眼眶或面部直接扩散,远处化脓性病灶转移或来源于全身感染。慢性泪腺炎为泪腺的增殖性炎症,常发生于双侧,也可由急性泪腺炎迁延而来。目前认为,泪腺炎是眼眶非特异性炎症一种常见的类型。

【临床表现】

典型表现为上睑外侧红肿、疼痛、睑缘呈横"S"形,上睑下垂,颞侧结膜充血水肿,在眶外上缘可触及包块(图 14-1)。严重者可引起眼球运动障碍甚至眼球突出。

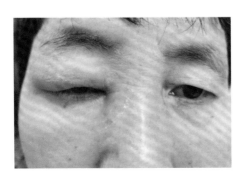

图 14-1　右眼泪腺炎

【诊断】

根据病史和典型的临床表现可初步诊断。鉴别诊断需要与泪腺肿瘤、淋巴瘤、Wegener 肉芽肿等进行鉴别。眼眶 CT 和 MRI 检查及组织活检可帮助确诊。

【治疗】

急性泪腺炎者眼部和全身应用广谱抗生素治疗(如喹诺酮类和头孢菌素类),一旦脓肿形成可局部切开引流(眶部泪腺炎从上睑皮肤外侧切开,睑部泪腺炎从上穹窿外侧结膜切开)。慢性泪腺炎则应针对原发病治疗,根据病情合理应用激素,必要时可行泪腺切除术。

第二节　泪小管炎

【病因】

泪小管炎是一种少见的起源于泪小管的感染性泪道疾病,好发于老年女性。根据病因可分为原发性和继发性两大类,继发性多见于泪道栓置入术后。最常见的致病菌为链球菌、葡萄球菌和放线菌。

【临床表现】

由于早期常以眼红、流泪、分泌物等为主要症状,容易误诊为慢性结膜炎、泪囊炎或睑腺炎,临床漏诊和误诊率很高。泪小管炎典型的临床体征为泪点红肿扩张、挤压泪小管有脓性分泌物溢出,冲洗泪道可有脓及豆渣样结石返流(图 14-2,图 14-3)。

【实验室检查】

取泪小管脓性分泌物和 / 或结石做细菌、厌氧菌及真

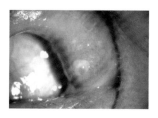

图 14-2　上泪小管炎

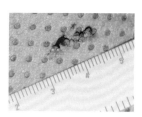

图 14-3　泪小管结石

菌培养确定致病菌联合药物敏感试验。

【治疗】

非手术治疗最有效的方法为敏感抗生素冲洗泪小管并挤压泪小管清除结石，每 1~2 周治疗一次，同时联合局部抗生素点眼，连续治疗 1 个月无效可考虑手术治疗。绝大多数病例采用保守治疗可治愈。手术治疗包括泪点成形联合泪小管内病灶清除术，保留泪点的部分泪小管切开术和泪小管完全切开术。

（丁静文　李冬梅）

第十五章

泪 器 肿 瘤

泪器系统肿瘤,尤其是泪囊肿瘤非常罕见,这些肿瘤经常伪装成慢性炎症的表现。由于很多肿瘤是威胁生命的恶性病变,早期的诊断和恰当的治疗可以挽救生命。因此,当出现泪道阻塞伴有血性分泌物或流鼻血时,需要警惕恶性肿瘤。诊断中可使用的检查方法包括超声检查、MRI 和 CT 等影像学检查。MRI 优越于 CT 之处,在于能够更好地判断肿瘤性质和帮助区分肿块是实体还是囊性。

第一节　泪囊黏液囊肿

【概述】

泪囊黏液囊肿是鼻泪管或泪总管阻塞,泪囊内潴留黏液逐渐增加,泪囊扩张,形成泪囊肿块。

【临床特征】

病程长,泪囊区隆起,无红、痛,挤压泪囊一般无脓液或黏液自泪小点流出。

【影像学检查】

泪囊扩张,边界清晰。CT 上可见囊壁,其内密度偏低,均质。T_1WI 低或等信号,T_2WI 高信号(图 15-1)。

【组织病理学表现】

泪囊扩张,囊壁增厚,内层细胞及杯状细胞增生。

【治疗】

可先试行泪道探通或泪道激光,部分病例泪道再通而治愈。否则行手术治疗,可经鼻内镜或经皮肤入路行鼻腔泪囊吻合术。预后较好。

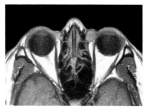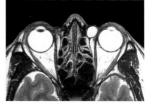

图 15-1　泪囊囊肿 MRI,左泪囊扩张,边界清晰,T₁WI 等信号,T₂WI 高信号

第二节　泪囊乳头状瘤

【概述】

根据增生的上皮不同分为:鳞状细胞乳头状瘤、移行细胞乳头状瘤和混合细胞型乳头状瘤。亦可根据生长方式不同分为:内生型、外生型及混合型。其中外生型增生的上皮向泪囊壁的外层生长,又称为内翻型乳头状瘤。与眼睑皮肤的良性非侵袭性乳头状瘤不同,泪囊乳头状瘤,通常为内翻性,也称为移行细胞癌或 Schneiderian 乳头状瘤,其侵袭性强。

【临床特征】

内翻性乳头状瘤手术切除,可以减弱其侵袭性,但复发率高。如发生颅内播散将发展为侵袭性更强的肿瘤。并且其中 10%~15% 病例会转化为鳞状细胞癌。

【组织病理学表现】

不同病例可表现为不同的上皮增生,包括鳞状细胞增生、鳞状上皮细胞增生、移行细胞增生和混合有鳞状上皮和移行上皮增生。按生长方式分为:内生型、外生型及混合型。乳头状瘤应该注意有无灶性恶变。

【治疗】

泪囊摘除联合鼻泪管剥离术,必要时联合化疗或放疗,如无恶变,预后一般较好。

第三节　泪囊淋巴瘤

【概述】

泪囊淋巴瘤指原发于泪囊的淋巴瘤,报道中显示泪囊淋巴瘤最常见的是非霍奇金淋巴瘤 B 细胞型,主要的类型为弥漫大 B 细胞型淋巴瘤(diffuse large B-cell lymphoma, DLBCL)和黏膜相关淋巴组织淋巴瘤(mucosa associated lymphoid tissue lymphoma, MALT)。

【临床特征】

泪囊局部皮肤红肿隆起,扪及边界不清的硬性肿块,可伴有溢泪。

【影像学检查】

CT 示泪囊区软组织肿块,边界清晰或不清晰,局部骨质可见破坏,肿瘤常向鼻窦及鼻泪管蔓延(图 15-2)。T_1WI 和 T_2WI 均呈等信号,明显强化(图 15-3)。

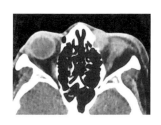

图 15-2　泪囊淋巴瘤 CT,左泪囊部椭圆形软组织肿块,边界尚清,密度欠均匀,局部骨壁有破坏

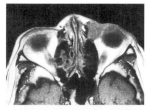
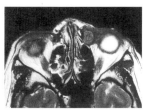
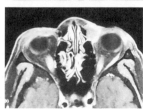

图 15-3　泪囊淋巴瘤 MRI,病变向筛窦挤压,T_1WI 和 T_2WI 均呈等信号,明显强化

【治疗】

根据经内路或外路切取活检的方法,明确病理诊断后,给予放疗可联合或不联合化疗,大多数患者治疗反应良好。预后依据疾病程度和肿瘤类型而不同。

第四节 泪囊血管外皮细胞瘤

泪囊血管外皮细胞瘤属于来自间叶组织的非上皮性肿瘤。由于泪囊发生的血管性肿瘤非常罕见,最常报道的是泪囊血管外皮细胞瘤。病理学检查显示在梭形细胞形成的实体肿块中有血管结构形成的窦腔。

泪囊血管外皮细胞瘤属于良性肿瘤,一般良性纤维组织细胞瘤一经彻底切除,预后均很好,但存在潜在恶性的血管外皮细胞瘤预后差。

第五节 泪囊癌

【概述】

泪囊癌包括鳞状细胞癌、移行上皮癌和黏液表皮样癌,均为泪囊上皮性肿瘤。

【临床特征】

1. 溢泪,可持续多年,早期泪道冲洗多通畅,挤压有时可见血性和脓性分泌物。

2. 泪囊肿块,较硬,边界不清,活动度差。

3. 肿块累及表面皮肤且红肿破溃。

4. 可伴有眼球突出移位、视力下降和鼻出血。

5. 少数可见颈部淋巴结肿大。

【组织病理学表现】

泪囊鳞状细胞癌可见大小不一的癌巢,巢内癌细胞大,核圆形,核仁明显,其周围可见梭形细胞,及"角化珠"。泪囊移行上皮癌呈乳头状结构,核异型性及核分裂象,根据癌细胞分化程度分为三级。泪囊黏液表皮样癌中肿瘤含表皮样、黏液和中间型三种细胞,组成腺样或囊腺样结构,形成巢和癌珠。

【治疗】

根治性手术切除,累及眶内组织,必要时行眶内容摘除术。术后辅以放化疗,预后较差(图 15-4)。

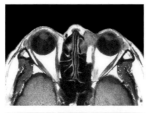
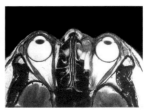
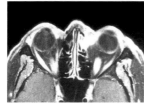

图 15-4 泪囊鳞癌 MRI,泪囊部肿瘤,边界欠清,形态不规则,累及筛窦,T_1WI 呈等信号,T_2WI 呈中高混杂信号,明显强化

第六节　泪囊黑色素瘤

【概述】

黑色素瘤原发于眼眶和泪道较为少见,泪道原发性黑色素瘤可同时累及泪小点、泪小管和泪囊,亦可单独侵犯泪囊。

【临床特征】

病变局部可呈黑色,如瘤体内有出血则为灰蓝色,并从瘤体内流出血性分泌物,泪囊区触及实性肿块。

【影像学检查】

MRI 和 CT 均可显示肿瘤范围,CT 还有助于了解肿物周围骨质破坏情况,MRI 示 T_1WI 和 T_2WI 均为高信号。

【组织病理学表现】

同一肿瘤各部分色素含量可有明显差异,亦可色素稀少,或无色素。细胞可见相对低级梭形细胞到间变性上皮细胞变异。核有异型性,核分裂象可见。

【治疗】

局部根治性手术,手术切除完整泪囊及肿瘤至鼻泪管上端,晚期病例,采用眶内容摘除术,但预后差。

第七节 泪腺多形性腺瘤

【概述】

绝大多数的泪腺良性肿瘤为多形性腺瘤。由于肿瘤中的成分包含了中胚叶腺上皮和外胚叶间质成分,结构和形态多样,因此称为多形性腺瘤。

【临床特征】

无痛性渐进性眼球突出,眼球多向内下方移位,眼球向颞上方或上方运动受限,颞上方眶内饱满,可扪及光滑硬性肿物,边界清晰,无压痛,有的可推动。部分患者可见脉络膜皱褶,视力减退。约有半数患者眶腔扩大和/或骨质吸收。

【影像学检查】

表现为泪腺窝内圆形或卵圆形的局限性肿物。眼眶CT中可见眶顶骨壁可变薄,眶腔局限扩大,多无骨质破坏(图 15-5)。眼眶 MRI 中肿物的 T_1WI 低信号至等信号,T_2WI 为等或高信号,并且可以强化(图 15-6)。

【组织病理学表现】

大体标本可见肿瘤有纤维性包膜,包膜表面有时可见结节状凸起,显示肿瘤细胞可能侵犯包膜,切面呈灰白色,有黏液区或囊腔。光镜下可见肿瘤包含上皮和间质成分,

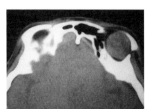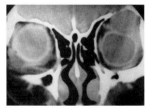

图 15-5 泪腺多形性腺瘤 CT,左泪腺部类圆形软组织肿瘤,边界清晰,光滑,均质,泪腺窝骨质局限扩大

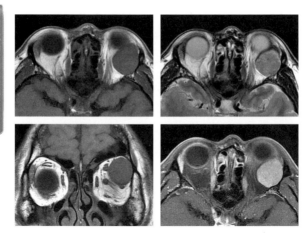

图 15-6 泪腺多形性腺瘤 MRI,T₁WI 呈等信号,T₂WI 呈中等偏高信号,明显强化

上皮细胞形成管状、条状或鳞状排列,间叶成分为卵圆形或星形细胞,以及黏液,还可出现软骨样改变。

【治疗】

手术切除,切口不宜过小。术中可采用冷冻摘除的方法,尽力保持肿瘤的完整,必要时暂时去除眶缘骨壁,术毕再行复位。如果术中肿瘤囊膜破裂,易致肿瘤细胞残留,手术创面应反复冲洗。本病组织学上为良性肿瘤,但生物学行为存在恶性潜势,术后易复发,部分甚至恶变为多形型腺癌。一般预后较好,恶变者预后较差。

第八节 泪腺多形性腺癌

【概述】

泪腺多形性腺癌是第二位重要的泪腺原发性恶性上皮性肿瘤。恶性上皮性肿瘤与多形性腺瘤发生的年龄相同,40 岁是高峰期,没有性别偏好。

【临床特征】

一般具有多形性腺瘤的临床表现,经较长一段时间,症状突然加重。表现为突眼,眼球向鼻下方移位伴受累侧眼眶疼痛或麻痹性上睑下垂,及眼球运动受限。

【影像学检查】

超声检查见泪腺区中低回声占位,边界清晰,内回声欠均匀(图15-7)。CT检查可见泪腺区软组织肿物,常突破包膜向眶内侵犯,多可见到骨质破坏(图15-8)。MRI 为T_1WI低至等高信号,T_2WI高信号,可中度强化。

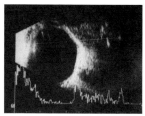

图15-7 泪腺多形性腺癌B超,颞上前眶低回声肿瘤,瘤体内有少许高回声条索

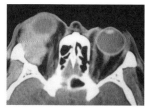

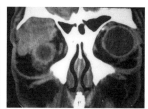

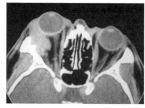

图15-8 泪腺多形性腺癌CT,泪腺部肿瘤呈不规则团状,不光滑,局部骨质有破坏

【组织病理学表现】

初发病变,肿瘤侵犯纤维性包膜及邻近组织,多形性腺瘤中心区域发生恶性改变。纤维组织和软骨基质中有非典型细胞增生,核分裂象。

【治疗】

手术切除。肿瘤局限可完整切除。病情严重眶内广泛受累时,行眶内容摘除术及部分眶骨组织切除术。术后辅以外放疗或放射性 125I 粒子近距离放疗。本病预后较差，但好于泪腺腺样囊性癌。

第九节　泪腺腺样囊性癌

【概述】

泪腺腺样囊性癌是仅次于多形性腺瘤的第二种常见的泪腺上皮性肿瘤，占泪腺恶性上皮性肿瘤的 60% 以上。平均发病年龄为 40 岁，有两个发病高峰，10~20 岁和 30~40 岁。

【临床特征】

起病急，进展迅速，进行性眼球突出和内下移位。由于神经侵袭性，约半数患者会出现疼痛，同侧颜面部和眶周围感觉减退症状。

【影像学检查】

影像学检查可见圆形或细长形软组织肿物，边界不规则，瘤体内可出现囊腔。体积较大时 CT 可观察到骨破坏（图 15-9）。同时，肿瘤内显示钙化改变，具有提示性意义，但钙化不是泪腺恶性肿瘤的确诊依据，这一特征还可见于迷离瘤或表皮样囊肿。MRI 为 T_1WI 低至等高信号，T_2WI 加权像高信号，增强为中度强化（图 15-10）。

【组织病理学表现】

瘤细胞为立方形或低柱状，核深染，胞质少，构型复杂多样。分为：①基底样实体型；②筛状型：最为常见的类型，典型的表现是由恶性肿瘤细胞构成的囊腔，称为"瑞士干

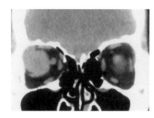
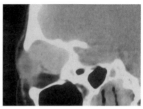

图 15-9　泪腺腺样囊性癌 CT，泪腺部椭圆形软组织肿瘤，边界尚清，欠均质，局部骨质破坏

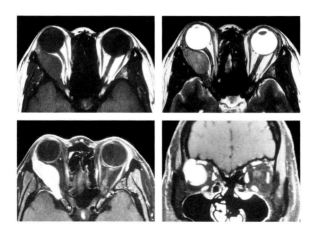

图 15-10 泪腺腺样囊性癌 MRI,肿瘤沿眶壁向眶尖蔓延,T₁WI 呈等信号,T₂WI 呈稍高信号,明显强化

酪";③管状型;④粉刺型;⑤硬化型;⑥混合型。肿瘤细胞常侵犯神经,是患者疼痛的病理学基础。

【治疗】

病灶小,可以完整切除。突破包膜,经病理学诊断明确,需行放化疗或眶内容摘除术。目前也可以局部切除后进行近距离放射性¹²⁵I 粒子植入治疗。本病预后较差,早诊断早治疗可以改善预后。

第十节　泪腺腺癌

【概述】

泪腺原发性腺癌较罕见。男性多见,诊断平均年龄50 岁。

【临床特征】

最常见的症状是泪腺区扪及肿块,约半数患者出现眼球突出,上睑下垂和视力丧失。

【影像学检查】

影像学检查可见肿瘤不规则,表面粗糙不平。眼眶CT 可见骨质增生或破坏(图 15-11);MRI 可见肿瘤向眶外

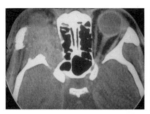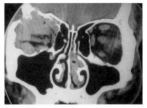

图 15-11 泪腺腺癌 CT,泪腺部软组织肿瘤,边界不清,形态极不规则,眶外壁及眶上壁骨质严重破坏

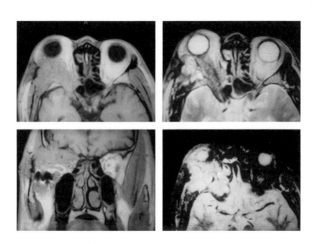

图 15-12 泪腺腺癌 MRI,肿瘤向颞窝、海绵窦和颅前窝蔓延,T₁WI 呈等信号,T₂WI 呈不均匀高信号

蔓延(图 15-12)。

【组织病理学表现】

肿瘤无包膜,切面灰白色。瘤体细胞排列呈立方形,腺样或小巢样,核大深染,核仁异型性明显,核分裂象多见。可见血管、骨膜及骨侵犯。

【治疗】

病理确诊后立即行眶内容摘除术。早诊断早治疗,可以改善预后。

(赵红姝 史季桐)

第五部分

眼 眶

第十六章

眼眶感染

第一节　眶蜂窝织炎和眼眶脓肿

【概述】

眶蜂窝织炎是一种特异的眶部软组织感染性病变,感染源为致病微生物,以细菌为主,真菌少见,但后者有增多的趋势。这些致病微生物可来自眼眶毗邻结构的感染性病灶,以鼻窦最为常见。也可由急性传染病、菌血症、败血症等引起。该病发病急剧,病情凶险,严重者可以导致视力丧失,甚至危及患者生命。儿童和成人都可以发病。

【临床特征】

眶蜂窝织炎根据病变累及部位和病变程度可以分成以下4种类型,即眶隔前蜂窝织炎、眶隔后蜂窝织炎、眼眶内脓肿、眶骨膜下脓肿。

眶蜂窝织炎可表现为突发性眼部疼痛不适,眼睑红肿,上睑下垂。如果眼睑内脓肿形成,可以触及波动感(图16-1)。可以表现为眼球突出,眼球运动障碍。眼球突出明显者可以导致眼睑闭合不全及暴露性角膜炎的发生。结膜充血水肿,严重者充血水肿的结膜可以突出于睑裂之外,表面可有脓性分泌物附着。一旦炎症波及眼球壁和视神经,可以引起视网膜脉络膜炎和视神经炎,视力可有不同程度减退,严重可以导致视力丧失。有些患者可因炎症导致眶内压力增高,引起视网膜中央动脉阻塞,甚至可以导致眶上裂综合征或眶尖综合征的发生。

全身出现发热、恶心、呕吐、头痛,甚至出现谵妄、惊

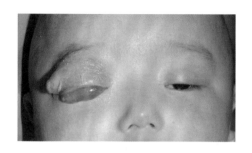

图 16-1　前眶蜂窝织炎伴脓肿外观像，右上睑红肿，颞侧可见脓头，结膜充血水肿脱出

厥、昏迷等中毒症状。病情凶险者，眶内感染可波及海绵窦，海绵窦化脓性病灶可致颅内感染，也可引发败血症，危及患者生命。

【诊断依据】

1. 患者眼部典型的炎症性改变。

2. 患者外周血白细胞计数往往升高。

3. CT 扫描可因眶内蜂窝组织炎的病程不同而表现不同。早期受累的眶内脂肪表现为斑点状、条纹状高密度影；随着病情发展，眶内密度弥散性增高，正常结构界面消失；脓肿形成后，CT 平扫表现为低密度，增强 CT 可以显示强化的脓肿壁，但脓腔无强化（图 16-2）。

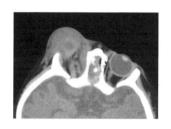

图 16-2　前眶蜂窝织炎伴脓肿 CT，前眶软组织影，边界不清，眼球突出

4. MRI 扫描可以清晰显示眶内炎症的位置、炎症过程以及感染源的部位。局限性眶蜂窝组织炎多发生于眶内侧壁与鼻窦相邻处，病变表现为软组织影，呈长或等 T_1、长 T_2 信号，边界模糊，也可以显示相邻鼻窦炎症。眶内弥散性蜂窝组织炎在对比剂增强 T_1 加权脂肪抑制像上可以

表现为眶内组织弥散性、不均匀强化,其内可存在大小不等的不强化脓腔。脓腔局限时,增强扫描的脓腔壁可被强化(图 16-3)。

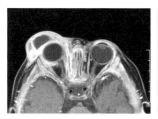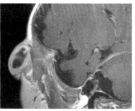

图 16-3　前眶蜂窝织炎伴脓肿 MRI,眼睑肥厚,内有囊腔,周围不均匀强化,眼球周围受累

【治疗】

一旦诊断应立即全身应用足量广谱抗生素控制感染;同时取炎症区域内的分泌物行微生物培养及药敏试验,根据培养结果及时调整抗生素的种类。如果眶部组织已经形成脓肿,可以切开引流。对于眼球突出明显,有发生暴露性角膜炎者,涂抗生素眼药膏,必要时行暂时性睑缘缝合术。对于炎症导致眶内压明显升高者,可以行眶减压手术,以降低视力损害的风险。积极寻找原发病灶,并请相关科室人员共同处理。

第二节　眼眶真菌病

【概述】

眼眶真菌病是一种由真菌引起的少见的严重危害人类健康的疾病。最常见的眼眶真菌感染是毛霉菌病(由毛霉菌根霉、毛霉和犁头霉引起)和曲霉病(由烟曲霉、黄曲霉和黑曲霉引起)。其他眼眶真菌病(芽生菌病、假丝酵母菌病或念珠菌病)罕见报道。眼眶真菌感染多与患者体质较弱、免疫功能受损或菌群失调等有关。

【临床特征】

毛霉菌病可累及肺部、胃肠道或皮肤,但临床中最常

见的是鼻 - 眶 - 脑感染,常伴有糖尿病。毛霉菌病表现为急性全鼻窦炎、发热、脓性鼻涕和头痛。感染在数天内快速播散到其他组织。因为微血管侵袭和坏死造成黑色焦痂,腭部或鼻腔结构受累时很明显。眼眶受累表现为眶尖综合征,伴有突然失明、剧烈疼痛、三叉神经缺血引起面部麻木或眼外肌麻痹。静脉血栓形成可引起结膜水肿和眼睑肿胀。颅内侵犯累及大脑导致瘫痪,累及海绵窦则导致血栓形成或颈动脉受累。

眼眶曲霉病也可能具有类似的暴发性临床表现,但它多源于其他部位感染的播散。对于患有过敏性鼻窦炎和鼻息肉的其他健康个体,由邻近鼻窦蔓延所致的眼眶感染可能表现为无痛性硬化型眶内肿块,同时可表现为眼球突出。

【诊断依据】

1. 一般具有罹患真菌感染的潜在危险因素。

2. CT 和 MRI 扫描有助于确定病变累及部位,包括眼眶、鼻窦和颅内的受累范围。

3. 受累组织病理组织学活检是确诊曲霉菌和毛霉菌最好的方法。

【治疗】

1. 与耳鼻喉科医生、神经外科医生和传染病科医生进行会诊。

2. 明确诊断后给予抗真菌治疗。如两性霉素 B、伏立康唑等。治疗应持续到临床症状改善。

3. 对症治疗,如纠正代谢紊乱,调整免疫抑制剂应用等。

【预后】

眼眶毛霉菌病的死亡率介于 40%~60% 不等,在颅内扩散前进行早期诊断和积极治疗预后最好。幸存者通常有显著的致残率,包括手术清创后毁容、视力丧失、复视或脑血管事件的危险。弥散性曲霉菌病的发病率和死亡率显著增加,这取决于受累组织。惰性局限性眼眶曲霉菌病患者手术清创和药物治疗预后良好。

第三节　眼眶结核

【概述】

眼眶结核是由结核分枝杆菌引起的一种较为罕见的感染性眼眶病变，是肺外结核的一种。肺外结核的高发人群包括两类，一类是高感染风险人群，如医护人员和近期接触活动性结核患者的人群。另一类是免疫低下人群，包括老人、儿童、血液病、艾滋病以及肝肾功能不全患者，糖尿病、激素及免疫抑制剂应用患者。肺外结核由于结核病特征不明显，容易发生漏诊和误诊，导致病情的延误和发展恶化。

【临床特征】

眼部也可以发生结核病变。大致可分为眼结核和眼眶结核。

眼结核多通过血源播散，原因是眼部供血丰富，血流速度缓慢，使结核分枝杆菌于眼部播散、种植成为可能。因此眼部结核以脉络膜最常受累，其次是结膜。

眼眶结核的病原体通常有四个来源，即外源性、血源性、眶骨源性和鼻源性。根据受累部位可以分为眼睑结核、眼眶骨结核，眶内软组织结核和泪道结核。其临床表现较为多样，主要包括：视力下降、眼球突出、眶周肿块、上睑下垂及眼球运动障碍等。Madge 等将眼眶结核分为 5 种表现形式，即结核性骨膜炎、眼眶结核瘤、冷脓肿伴或不伴眶骨结核、泪腺结核及鼻窦结核侵入眼眶。

眼眶结核患者一般少有午后低热、盗汗、消瘦等全身结核中毒症状。

实验室辅助检查在诊断眼眶结核中具有重要作用，包括结核菌素试验，破溃液或分泌物涂片查找结核杆菌，以及活检等方法。

【组织病理学表现】

干酪坏死性肉芽肿是结核感染最主要的病理组织学改变，其中含有结核分枝杆菌，周围有类上皮细胞、朗格汉斯细胞以及外周浸润的淋巴细胞和少量增生的成纤维细胞。由于眼睑及眼眶结核的临床表现和影像学检查缺乏特异性,病理组织学检查是确诊眼睑及眼眶结核感染的金标准。

【诊断依据】

1. 实验室辅助检查如结核菌素试验、结核分枝杆菌涂片等,在诊断眼眶结核中具有重要参考价值。

2. 由于眼眶结核的 CT 和 MRI 扫描与其他眼眶感染性疾病类似,缺乏特异性;故病理组织学依据在确诊眼眶结核中具有重要作用(图 16-4)。

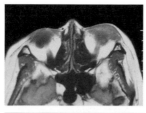
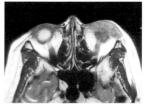
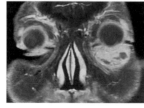

图 16-4　眼眶结核 MRI,左下睑及前眶软组织异常信号影,形态不规则,边界欠清,T_1WI 及 T_2WI 呈等信号,不均匀强化

【治疗】

明确诊断后,转内科进行系统的抗结核药物治疗。对于眼眶局限性结核感染者,可手术切除。

第四节　眼眶梅毒

【概述】

眼眶梅毒是一种较为罕见的、由梅毒感染引起的眶部病变。梅毒是由梅毒螺旋体引起的性传播疾病。原发感染后,可能会通过血行播散到眼眶和眼球。在潜伏期之后,它表现为疼痛性骨膜炎或软组织树胶样肿。

【临床特征】

梅毒树胶样肿可表现为疼痛性溶骨性骨膜炎,泪腺或眼肌炎性肿块,或眶尖综合征等。根据病变累及眼眶部位的不同,临床表现各异。可以引起复视、视力下降、眶部疼痛、泪腺区扪及肿块、眼球运动障碍及上睑下垂等。

【诊断依据】

1. 具有梅毒感染途径的接触史。

2. 针对梅毒感染的实验室检查结果具有重要的诊断价值。梅毒螺旋体太小,无法用光学显微镜观察,亦无法在培养基中培养。在实验室采用血清学检测或进行快速血浆反应素(RPR)试验可以确诊。采用特异性更高的荧光法螺旋体抗体吸附(FTA-ABS)试验以排除假阳性结果。

【治疗】

确诊后可以应用青霉素 G 进行治疗。

第五节　寄生虫感染

【概述】

寄生虫眼眶感染是由于寄生虫感染眼眶内组织所引起的一种较为罕见的病变。常见引起眼眶感染的寄生虫主要有细粒棘球绦虫(引起棘球蚴病,又称包虫病)、带状绦虫(引起囊尾蚴病)和旋毛形线虫(引起旋毛虫病)。这些感染均与不洁的卫生习惯和生活习惯有关。

【临床特征】

眼眶棘球蚴病(包虫病)发病较为缓慢,在数年内缓慢增长,常引起眼球突出,有时还会造成视觉障碍。囊肿可能自发或在手术干预后发生破裂,引起急性眼眶炎症和病原体播散。曾有报道称病变可以导致眶壁骨质变薄,并延伸至颅内或颞窝。

眼肌受累的囊尾蚴病可引起渐进性眼球突出、视物变形和复视。还可见结膜下、玻璃体和视网膜囊肿。眼眶内即将死亡的囊肿可能会引起周围炎症,这也许是感染的首发症状。大脑受累可引起意识模糊、头痛或癫痫发作。

眼外肌受累的旋毛虫病可伴有眶隔前水肿、球结膜水肿和疼痛性眼肌病。

【诊断依据】

1. 疫区生活史或与寄生虫感染动物有过密切接触史。

2. 超声检查、CT 或 MRI 可确定眼眶或其他组织内的囊肿。棘球蚴囊肿的囊壁呈分层状，或显示囊尾蚴囊肿存在头节，这些结果均具有诊断意义。即将死亡或死亡的囊内含有钙质，囊肿破裂可能会导致周围炎症的发生。

3. 血清学检查　抗体的间接血凝试验和酶联免疫吸附试验阳性具有辅助诊断意义，但对孤立的眼眶囊肿只有 50% 的敏感性。

4. 外周血嗜酸性粒细胞增多。

【组织病理学表现】

在棘球蚴病中，病理学检查可发现层状囊壁，其内包含有头节的子囊。在囊尾蚴病中，可发现含有头节的囊肿。即将死亡的囊肿可能被肉芽肿性炎症和钙质包围。在旋毛虫病中，受累肌肉可能坏死，并包含着带有卷曲幼虫的小囊肿。

【治疗】

对于棘球蚴病和囊尾蚴病，给予阿苯达唑治疗。噻菌灵用于治疗旋毛虫病。泼尼松可以控制退化性囊肿的炎症。

大部分眼眶囊肿都是孤立的，可行手术治疗。

（马建民　史季桐）

第十七章

眼眶非感染性炎症

第一节　甲状腺相关眼病

【概述】

甲状腺相关眼病（thyroid associated ophthalmopathy，TAO）又名甲状腺眼病（thyroid eye disease，TED）或称 Graves 眼病（Graves' orbitopathy，GO）等。该病是一种器官特异性自身免疫炎症疾病，是导致成人眼球突出最常见的原因。疾病早期不易诊断，各种临床表现会相继出现。这些眼部表现包括：眼睑充血肿胀、结膜充血水肿、眼睑退缩、上睑迟落、眼球突出、眼外肌运动受限、角膜溃疡、压迫性视神经病变等（图 17-1，图 17-2）。

【疾病特点】

1. 病程和疾病严重性变化多样。

2. 有的患者经数月轻度炎症后自愈而无后遗症，有

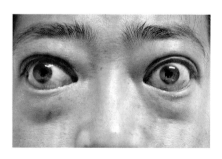

图 17-1　双眼球突出，双眼上下睑退缩，右眼外肌运动受限

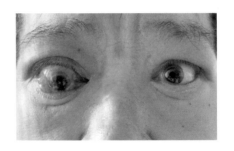

图 17-2　右眼球突出,眼睑退缩,球结膜充血水肿,角膜溃疡

些患者经过数月或数年则会出现严重的炎症反应造成显著的眼球突出、复视和视力损害。

3. 吸烟者病程更长、更重。

【流行病学特征】

1. 发病率　在总体人群中为每年 42.2/1 000 000,男女患病比例 1∶5。

2. 发病年龄　可见于任何年龄,但儿童罕见,成人多见。女性多见于 30~50 岁,而严重患者多为 50 岁以上老年男性。40 岁以下以脂肪型为主,40 岁以上以肌肉型为主。

3. 合并甲状腺病史　TAO 在诊断时约 90% 患者合并甲亢,6% 患者甲状腺功能正常,1% 患者合并甲减,3% 患者合并桥本甲状腺炎。Graves 病患者有 25%~50% 有 TAO。

4. 3%~5%TAO 患者会出现压迫性视神经病变和 / 或暴露性角膜病变。

5. 危险因素　吸烟、长时间甲状腺功能控制不良、既往曾进行碘 -131 治疗者。

6. 分期　活动期:平均 1.53 年,此后进入非活动期。

【实验室检查】

1. 甲状腺功能　促甲状腺刺激素(TSH)、游离三碘甲状腺原氨酸(FT_3)、游离甲状腺素(FT_4)、三碘甲状腺原氨酸(T_3)、甲状腺素(T_4)等。

2. 甲状腺自身免疫抗体 促甲状腺素受体抗体（TRab）、甲状腺微粒体抗体（TMab）、甲状腺过氧化物酶抗体（TPO）、甲状腺球蛋白抗体（TG）等。

【影像学表现】

1. 超声 无创，可重复性好，可见眼外肌肌腹增粗。

2. CT 可见直肌的肌腹增粗，而肌腱不受累。下直肌最易受累，其次是内直肌和上直肌，外直肌较少受累。CT 检查对于特殊病例有确诊作用，可以评价视神经压迫和进行手术及放疗前后评估（图 17-3，图 17-4）。

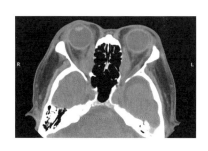

图 17-3 患者眼外肌肌腹增粗，眶尖拥挤明显

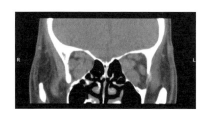

图 17-4 同一患者冠状位可见四直肌增粗，眶内拥挤包绕视神经

3. MRI 可以清晰显示直肌梭形增粗和眼眶脂肪增多。可通过肌肉含水量来评价炎症活动性（图 17-5，图 17-6）。目前，伴随着功能核磁的进一步研究和应用，有希望让 TAO 的精准诊断和评估得以实现。

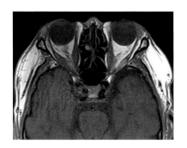

图 17-5 T₁加权像可见水平位眼外肌肌腹增粗

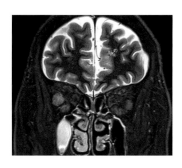

图 17-6 T₂压脂像可见冠状位各直肌肌腹均增粗

【诊断标准】

出现以下 3 项中的 2 项即可确诊。

1. 并发或目前正在治疗的免疫相关甲状腺功能异常（以下 1 或多项）

（1）Graves 甲亢；

（2）桥本甲状腺炎；

（3）无甲状腺功能障碍但血液中可检测到甲状腺自身抗体如：TSHAb，TBII，TSI，TRAb，TgAb，TPOAb。

2. 眼眶局部表现（以下 1 或多项）

（1）单或双侧眼睑退缩，特征性颞侧明显露白，伴或不伴兔眼；

(2) 双侧眼球突出（需与患者以前照片对比）；

(3) 特征的限制性斜视；

(4) 压迫性视神经病变；

(5) 波动性眼睑肿胀或红肿；

(6) 球结膜水肿或泪阜水肿。

3. 影像学证据 单侧或双侧眼外肌肌腹梭形增粗，包括一条或多条以下肌肉：

(1) 内直肌；

(2) 下直肌；

(3) 上直肌或提上睑肌复合体。

【鉴别诊断】

1. 眼眶炎性假瘤 眶内软组织呈炎性改变，眼眶影像学检查可见眼外肌呈单条或多条肥大，肌腹及肌止端均肥大，多无眼睑退缩和迟落现象。糖皮质激素治疗有效，必要时可行活检组织检查明确诊断。

2. IgG4 相关眼病 可见眼眶内软组织增生伴明显眼球突出，病变常累及泪腺、多条眼外肌、三叉神经眶下神经增粗最多见。病变虽累及眼外肌但眼球运动多不受限，激素和免疫抑制剂治疗有效。该病是 IgG4 淋巴细胞密切相关的慢性系统性疾病，可累及全身多个器官和系统。血清 IgG4 检查可明显增高，有诊断价值。

3. 眶蜂窝织炎 眼眶组织炎症表现，检查可见眼球突出，眼睑红肿、皮温增高，眶部疼痛，常合并全身和局部感染症状和体征。血常规、眼眶影像学检查可明确诊断。

4. 眶内肿瘤 可见患侧眼球突出，肿瘤体积过大可压迫眼外肌造成眼肌功能障碍，眼位偏斜。单眼多见，双眼球突出度差常大于2mm。眼眶影像学检查可明确诊断。

【治疗原则】

1. 该疾病有自限趋势，轻症可密切观察病情，定期复查。人工泪液和眼膏可改善眼表不适症状，可以配戴湿房镜，睡眠采取头高位减轻晨起眼睑水肿。控制甲状腺功能，戒烟，口服硒制剂有利于疾病治疗。

2. 中重度活动期患者可应用激素治疗控制炎症减少

瘢痕,降低疾病的严重性。给药方式可为静脉、口服或局部给药。对于给药剂量和时间目前尚无统一标准。静脉激素治疗目前常用 500mg 甲泼尼龙静脉点滴每周 1 次共计 6 周,此后减为 250mg 每周 1 次共计 6 周。激素总量不超过 8g 以免肝功能衰竭。同仁内分泌科治疗方案:500mg 甲泼尼龙静点 3 天,此后改为 40~60mg 泼尼松口服,3 个月后根据情况减量继续治疗 6 个月左右停药,长时间应用要注意激素副作用。治疗时还应注意激素应用禁忌证,监测血压、血糖同时需给予补钙、补钾、保护胃黏膜等辅助治疗。局部激素治疗可采用球周或穿窿结膜下注射长效激素如曲安奈德,该方法价格便宜、储存方便、治疗简便,但其有继发青光眼等风险,需要谨慎应用。

3. 眼眶放疗目前仍有争议,对有些患者可以停止疾病进展,常应用于中重度患者。但对已有症状可能无改善作用,有关报道显示放疗会加重视网膜微循环障碍以及继发恶性肿瘤,因此对糖尿病和年轻患者慎用。

4. 免疫调节剂如利妥昔单抗、替妥木单抗(Teprotumumab)等也可以阻止自身免疫过程,但尚待进一步研究。

5. 炎症过程停止后可以考虑手术矫正残留的眼球突出、复视、眼睑异常。

6. 手术常需眶减压、眼肌手术和眼睑手术联合应用,先后顺序为眶减压 - 眼肌手术 - 眼睑手术。

7. 眶减压手术适应证:①极重度 TAO 出现压迫性视神经病变(DON)和 / 或暴露性角膜炎患者;②毁容性眼球突出及相关征象;③功能性适应证,如眼球半脱位、增大的眼外肌挤压眼球造成的脉络膜皱褶等。眶减压手术包括两种方式:骨性眶减压及脂肪减压,术前需充分评估病人状况进行个性化眶减压手术,并需要由专业的眼眶医生进行。

8. TAO 所致眼压增高原因及治疗

(1) 眼肌及眶内结缔组织肥大水肿,炎性细胞浸润,氨基葡聚糖沉积,眶脂容量增加,导致眶压升高。进而引起房水静脉压升高,房水流出阻力增加而致眼压升高。

(2) 眼外肌的水肿浸润对眼球壁直接产生压迫使眼

压升高。治疗方面目前主张:积极治疗 TAO 原发病,定期监测眼压、视野,对于眼压过高患者需及早治疗,以免延误时机造成不可逆性视功能损害。

(罗丽华　李冬梅)

第二节　眼眶炎性假瘤

【概述】

眼眶炎性假瘤(orbital inflammatory pseudotumor,OIP),也称特发性非特异性眼眶炎症,目前多认为是一种非特异性炎性病变,其发病率居甲状腺相关眼病和淋巴增生性疾病之后。

【临床特征】

本病多见于成年患者,通常单眼发病,也可双眼发病。按照临床病程可分为急性、亚急性、慢性和复发性等 4 种类型。OIP 可以累及眶部所有的组织结构,依据病变累及具体组织结构的不同,导致 OIP 临床表现不同。根据 OIP 累及眼眶部位的不同,可以分为以下几种类型。

1. 眶前部炎症　主要表现为眼部疼痛、眼睑肿胀、上睑下垂、球结膜充血水肿,严重水肿时结膜可突出睑裂之外,有时可合并有前部葡萄膜炎、巩膜炎、眼球筋膜炎和青光眼等其他眼部疾病。

2. 弥漫性眼眶炎症　与眶前部炎症表现类似,但眼球突出明显,病情更为严重(图 17-7)。CT 和 MRI 扫描可发现眶内弥漫性病变,眶脂肪水肿(图 17-8)。眶内炎性假瘤向颅内蔓延可导致脑垂体功能减退和多发性脑神经麻痹的发生。

3. 眼眶肌炎　主要表现为复视、眼球运动障碍,眼球向受累肌肉支配方向运动时,疼痛增加。部分患者出现上睑下垂、肌肉止点充血水肿,可透过结膜发现暗红色肥大的眼外肌。病变晚期眼外肌可发生纤维化,导致不同程度的眼位固定。炎症可累及多条肌肉,以上方肌群受累多见。CT 和 MRI 扫描显示眼外肌肌腱和肌腹弥漫性水肿(图 17-9)。

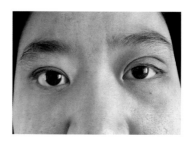

图 17-7　弥漫性眼眶炎性假瘤外观像,左眼球突出,软组织充血肿胀

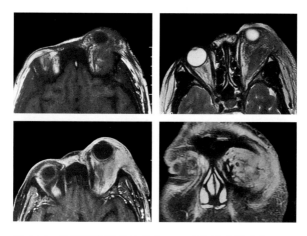

图 17-8　弥漫性眼眶炎性假瘤 MRI,左眶内充满病变,无明显边界,T_1WI 及 T_2WI 均呈不均匀低信号,可部分强化

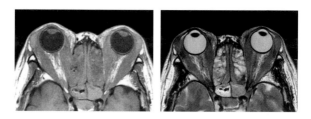

图 17-9　肌炎型炎性假瘤 MRI,双眶多发眼外肌增粗,累及肌止端

4. 泪腺炎 一般表现为眼睑肿胀,上睑轻微下垂。眼球轻度突出,眼球向鼻下移位,眼眶颞上缘可触及肿物(图 17-10)。CT 和 MRI 扫描可见受累泪腺肿大,可被强化(图 17-11)。

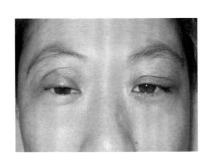

图 17-10 泪腺及周围组织炎性假瘤外观像,双眼睑肥厚,皮肤发黄,右眼上睑下垂

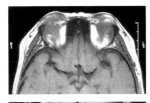
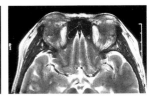
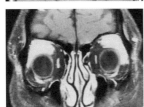

图 17-11 泪腺炎性假瘤 MRI,双泪腺肿大,累及周围组织,T_1WI 呈等信号,T_2WI 呈不均匀中高信号,明显强化

5. 巩膜周围炎和视神经周围炎 炎症累及巩膜周围的筋膜和视神经鞘膜,症状以疼痛和视力减退为主。眼底可见视盘充血水肿、视网膜皱褶、静脉迂曲扩张等。病变后期视神经萎缩、视力丧失。CT 和 MRI 检查显示眼球壁

增厚,边界模糊,视神经增粗等。

6. 眶尖炎症　极少数 OIP 患者,其炎性病变主要累及眶尖部,眼球突出一般不明显。患者视功能异常与眼部炎症表现不成比例。患者早期可出现视力下降,视野缺损,相对性传入性瞳孔障碍,上睑下垂,眼球运动障碍等。CT和 MRI 扫描可见眶尖部占位呈炎性浸润样改变。

7. 硬化性炎症　一般起病缓慢。本型病理组织学改变主要以纤维组织增殖为特征。病程晚期眼位固定,眼球运动明显受限。可出现压迫性视神经病变,导致视神经萎缩,视力严重减退,甚至丧失。MRI 上 T$_1$WI 和 T$_2$WI 病变均呈低信号(图 17-12)。

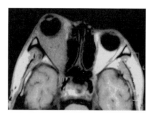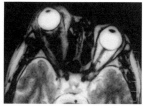

图 17-12　硬化型炎性假瘤 MRI,T$_1$WI 呈中等偏低信号,T$_2$WI 呈低信号

【组织病理学表现】

病理组织学检测结果是确诊 OIP 的金标准。OIP 是一类非特异性的炎性浸润性疾病,包括多种形态的淋巴细胞、浆细胞、嗜酸性粒细胞及巨噬细胞等,伴有不同程度的纤维结缔组织增生,也可存在淋巴滤泡、肥大细胞。基质改变可包括水肿、增殖性纤维化等。当活检结果显示病变组织为广泛的纤维化,纤维结缔组织增殖,炎性细胞浸润较少时,可考虑为硬化型眼眶炎性假瘤。一些学者也认为硬化型眼眶炎性假瘤是该病的终末阶段,其他类型可能最终都会转归为硬化型炎性假瘤。

根据病变组织中细胞成分的含量不同,从病理组织学角度出发可以将 OIP 分为淋巴细胞浸润型、纤维组织增殖型和混合型 3 种类型。OIP 的病理组织学类型与疗效的关系较为密切。

【诊断依据】

1. 眼部典型的炎症性改变。

2. 对抗生素治疗无效，外周血中白细胞计数正常。

3. 影像学检查在诊断 OIP 中具有重要价值，但是并无诊断特异性，其改变主要为炎症样表现。影像学检查结果可以确定 OIP 病变的侵袭部位、侵犯组织及其与周围组织的关系。CT 上，病变呈中度强化肿物，伴有脂肪浸润及水肿。MRI 上，T_1WI 病变区为等信号或低信号；T_2WI 病变区域相对眼外肌呈等信号或高信号，与其他肿瘤病变图像相比呈相对低信号。

4. 病理组织学检查结果是最终确诊的金标准。

【治疗】

OIP 的临床治疗主要包括药物治疗、手术治疗和放射治疗三个方面。其中，药物治疗最为常用，主要包括糖皮质激素和免疫抑制剂两类药物。尽管近年来应用包括烷化剂、抗代谢药和单克隆抗体等多种免疫抑制剂的病例报道逐渐增多，但是迄今为止糖皮质激素类药物仍是公认的一线治疗药物，对淋巴细胞浸润型有效，对硬化型无效。对于眼眶局限性 OIP 可以采用手术治疗，以提高疗效；另外，手术后对获取的病变组织行病理组织学检查可以明确诊断。放射治疗与激素治疗相似，但疗效更持久，一般放疗剂量为 20Gy。

第三节　窦性组织细胞增生症伴肿块性淋巴结病变

【概述】

窦性组织细胞增生症伴肿块性淋巴结病变（sinus histiocytosis with massive lymphadenopathy，SHML），又称 Rosai-Dorfman 病，是一种较为罕见的特发性疾病，其特征是占位性病变内可见 S100 阳性的组织细胞浸润。80% 的患者具有双侧无痛性颈部淋巴结病变，并可伴有发热、乏力、体重下降和夜间盗汗。43% 的患者伴有淋巴结外病变，常累及呼吸道、内脏器官、皮肤、骨、中枢神经系统、泌尿生殖系统，也可以累及眼眶。

【临床特征】

该病常见于青年人。

10% 的 SHML 患者可以出现眼附属器受累。病变可局限于眼球表面、眼睑，或位于眶内或眶外间隙而表现为渐进性眼球突出。眼周受累者最常见表现为眼睑特发性、无痛性水肿。泪腺受累可以表现为眼睑肿胀，颞侧上眶缘可以扪及肿大的泪腺。

SHML 眶外表现包括鼻腔、肺部、颅内或腹膜后病变。SHML 通常具有自限性，但是仍有高达 7% 的患者发生重要器官受压、免疫调节异常及感染，甚至偶尔导致患者死亡。

【组织病理学检查】

SHML 的组织病理学检查可见淡染区含有组织细胞，被结缔组织条带所分隔。组织细胞呈片状，其内可能含有吞噬的红细胞、浆细胞或淋巴细胞。当检测到组织细胞表达 S100 时，可作为确诊 SHML 的依据。

【诊断依据】

1. 眼眶 SHML 病变可以伴有全身其他部位受累的可能性，因此须对头颅、面部、肺和腹膜后等部位进行检测。

2. CT 和 MRI 扫描可见眼眶 SHML 累及的部位及范围，但缺乏影像学改变的特异性。

3. 确诊 SHML 需要组织病理学检查作为诊断依据。

【治疗】

全身糖皮质激素或其他免疫抑制剂可用于治疗 SHML 的特发性眼睑肿胀。SHML 病变若局限于眶周区域和眼睑可以采用手术治疗。

糖皮质激素是 SHML 的一线治疗药物，然而危及生命的 SHML 病灶则需要进行手术治疗或放疗。严重眶内病变引起的视神经病变和危及生命的全身病变则需要考虑进行全身化疗。

第四节　良性淋巴上皮病变

【概述】

良性淋巴上皮病变(benign lymphoepithelial lesion, BLEL),亦称 Mikulicz 病,是指淋巴细胞弥漫性浸润泪腺和涎腺的一种病变。在眼部,BLEL 主要累及泪腺组织和眼睑。目前关于 BLEL 的确切病因及发病机制未明。

【临床特征】

本病多见于中年女性,一般双眼发病,也可单眼发病。上睑无痛性非充血性持续肿胀为其主要临床表现,受累泪腺肿大,有时可在颞上眶缘扪及肿大的泪腺。对于泪腺明显肿大者,可以引起眼球突出,以及眼球向鼻下移位。少数患者可以有眼干、眼涩、视力下降等伴随症状。

BLEL 除可以引起眼部组织病变外,还可以累及涎腺等组织结构,表现为受累涎腺弥漫性、无痛性肿大,少数也可呈结节性肿大,可伴有口干等症状(图 17-13)。

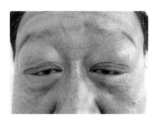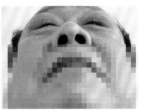

图 17-13　良性淋巴上皮病变外观像,双眼球突出,上睑肿胀,颞上扪及硬性肿物

近年研究显示 BLEL 是一种 IgG4 相关性疾病,多数患者血浆中 IgG4 浓度升高(≥135mg/dl)。另外,临床研究显示小部分患者可以发生恶变,这一点值得注意。

【组织病理学表现】

BLEL 的主要病理组织学改变包括,受累腺体的淋巴细胞增生浸润、腺体实质萎缩、肌上皮岛在腺导管内的增生浸润导致腺导管呈扩张性改变。

【诊断依据】

1. 无痛性眼睑肿胀,以中年女性多见。

2. 眼眶 MRI 扫描可见,睑部泪腺及眶部泪腺明显肿大,T_1WI 和 T_2WI 呈均匀等信号影,病变组织边界清晰,增强扫描可见明显均匀强化,邻近眼睑可见不同程度增厚(图 17-14)。少数患者可以有额神经增粗、眼外肌肥大等改变。

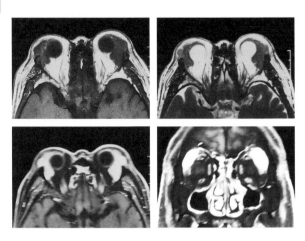

图 17-14 良性淋巴上皮病变 MRI,双侧泪腺、腮腺、颌下腺肿大,T_1WI 呈低信号,T_2WI 呈等信号,明显强化

3. 确诊 BLEL 需要病理组织学检查依据。

【治疗】

目前有关 BLEL 的治疗尚无统一方案。由于 BLEL 是一种特发性炎症,与自身免疫有关,故一般给予糖皮质激素类药物进行治疗,效果明显,但停药后易复发是糖皮质激素治疗方案的主要不足。故近年有学者主张手术切除病变泪腺并辅以糖皮质激素治疗,效果理想。

第五节 多血管炎性肉芽肿

【概述】

多血管炎性肉芽肿(granulomatosis with polyangiitis,

GPA),又名为 Wegener 肉芽肿,是一种蛋白酶 3- 反应性 -ANCA 相关性血管炎(PR3-AAV),以坏死性肉芽肿性炎症为主要特征,常常累及上下呼吸道,坏死性血管炎会累及到呼吸道和肾脏的中、小血管。根据临床表现,大体上 GPA 可分为两类:全身性和局限性。累及眼眶的 GPA 较为少见。

【临床特征】

GPA 常发生于 40~50 岁的人群,男性和女性发病情况均等。眼眶 GPA 常表现为三种相对独立的表型:紧邻受累鼻窦的眼眶突出肿物、眼眶弥漫性的肿物、泪腺肿物。

眼眶 GPA 表现为亚急性发作,30%~55% 的患者首诊即为双侧发病,85% 的患者在随诊过程中发生双侧受累。眼眶疼痛在患者中变异较大,20%~80% 的患者伴有疼痛。眼眶 GPA 的表现(常为疼痛)与血管炎相关,30%~55% 的疼痛也可因眼眶肿物本身造成。约半数的患者在出现眶内肿物前因鼻内软骨支撑系统受侵蚀而表现为马鞍鼻畸形。泪腺肿块常表现为双侧疼痛或无痛的泪腺炎。

眼眶 GPA 严重破坏眼眶的软组织和骨质,并具有较高的致死率。40% 的眼眶 GPA 会造成眶腔瘢痕,导致眼球内陷、眼球运动障碍、慢性眼眶疼痛和视神经受压。其他并发症包括结膜鼻腔瘘管、慢性感染性眼眶脓肿形成。73% 的患者伴有视功能损伤,致盲率高达 19%(图 17-15)。

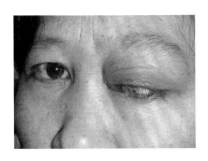

图 17-15 Wegener 肉芽肿外观像,上睑肿胀下垂,眼球突出并外下移位,结膜充血,角膜混浊

【组织病理学表现】

GPA 的病理组织学改变主要包括：血管炎、坏死、伴或不伴巨细胞的肉芽肿性炎症。病变组织内可见多形态炎症细胞大量浸润，包括中性粒细胞、嗜酸粒细胞、淋巴细胞、浆细胞和巨噬细胞，同时伴有胶原纤维化或颗粒样变性等特征。在大多数眼眶和泪腺 GPA 病变中可见 IgG4 阳性的浆细胞增多。

【诊断依据】

1. 典型的病史及体征。

2. CT 和 MRI 显示眼眶内的球外浸润性肿块，常位于眼眶内侧或下方与病变的鼻窦紧邻。21%~46% 的病例会出现骨质破坏，CT 可以较好显示(图 17-16)。鼻腔和鼻甲骨的破坏，鼻中隔消失尤其是 GPA 的典型表现。少数病例的病变仅位于眶尖或者向颅内蔓延。肺 CT 可见肺组织内多发团块状影(图 17-17)。

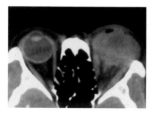 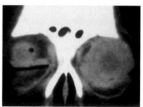

图 17-16　Wegener 肉芽肿眼眶 CT，左球周弥漫软组织影，累及眼睑、泪腺及眼外肌

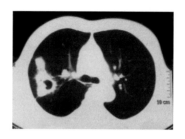

图 17-17　Wegener 肉芽肿肺 CT，双肺多发团块影

3. 血中抗中性粒细胞胞质抗体(ANCA)阳性有助于 GPA 的诊断。

4. 病理组织组学检查结果对确诊 GPA 至关重要。

【治疗】

当发生眶腔塌陷或者持续的眼球突出,可酌情手术,以减轻疼痛和缓解压迫性视神经病变。经过病理组织学检查明确诊断后,转内科进行系统的药物治疗。

第六节 免疫球蛋白 G4 相关性疾病

【概述】

免疫球蛋白 G4 相关性疾病(immunoglobulin G4 related diseases,IgG4-RD)是一类逐渐被大家所认识的自身免疫性疾病,其特征性改变为纤维化肿块,IgG4 阳性浆细胞浸润,以及血清 IgG4 水平升高。虽然该疾病主要累及腺体,如胰腺、泪腺和唾液腺,但也有其他部位受累的报道。眼眶受累并非罕见。眼眶 IgG4-RD 可能存在恶变为淋巴瘤的风险,通常恶变的类型是黏膜相关淋巴组织淋巴瘤,即 MALT 淋巴瘤,尤其在老年人群中更为常见,极少数情况下可能罹患滤泡性或弥漫大 B 细胞淋巴瘤。

【临床特征】

IgG4-RD 常见于中年或者略年长的患者,男性似乎更易患病,但是在眼眶 IgG4-RD 中,无明显的性别差异。

IgG4 相关性眼眶病变可分为三种类型:泪腺型(IgG4 相关性泪腺炎);眼眶神经型(最常见的是眶下神经)伴有眼外肌受累;眼眶脂肪型。后两种类型通常伴有泪腺的肿大。

IgG4 相关性泪腺炎表现为无痛性泪腺肿大,50%~93% 的患者双侧发病,仅有 8% 患者伴有干眼,其他眼眶类型通常也是无痛性的。约 60% 为双侧性。若出现眼外肌肥大,则会有眼球运动受限。眼眶神经虽然增粗,但是通常无支配区域知觉的丧失。

【组织病理学表现】

IgG4-RD 的组织病理学显示淋巴浆细胞浸润、嗜酸粒

179

细胞浸润和淋巴滤泡形成并伴有生发中心。组织纤维化，通常伴有胶原生成。在泪腺标本中最常表现为泪腺腺泡组织萎缩和腺管消失。IgG4-RD 病理组织学改变与 OIP 类似，但是免疫组化染色则显示 IgG4 阳性的浆细胞增多。在眼眶脂肪肿块中 IgG4 阳性的浆细胞的绝对数应超过 10 个 /HP，在泪腺组织中应超过 100 个 /HP；而 IgG4 阳性浆细胞 /IgG 阳性浆细胞比值应当大于 40%。

【诊断依据】

1. IgG4-RD 眼眶病变的影像学检查可显示泪腺组织弥漫增大，眼外肌增粗但是肌腱部位不受累（最常见和最严重的是外直肌受累），或病变浸润眼眶脂肪。眶下神经增粗时，横截面可以比视神经更粗。眶下神经可能呈肿块性增粗，导致眶下神经管骨质扩张。几乎所有患者均伴有同侧鼻窦疾病，但无骨质破坏。

2. 血清 IgG4 大于 135mg/dl 则视为水平升高，然而仅有 47% 的眼眶 IgG4-RD 患者能检测出血清 IgG4 升高。仅仅是眼眶受累的患者中，血清 IgG4 水平可能正常。

3. IgG4-RD 眼眶病变的组织病理学检查结果是确诊的重要依据。在缺乏全身系统性 IgG4-RD 病史或血清 IgG4 水平不高的情况下，这些组织病理学检查结果尤为重要。

【治疗】

眼眶 IgG4-RD 对糖皮质激素治疗反应良好，但是有半数的患者在药物减量或者停药过程中病情复发。在复发和严重的病例中，可以联合硫唑嘌呤、甲氨蝶呤或放疗等进行综合治疗。对于病变局限者，可以采用手术切除。

第七节　干燥综合征

【概述】

干燥综合征，又称 Sjögren 综合征（Sjögren syndrome, SS）是一种慢性自身免疫性疾病，其病变特点是外分泌腺体的炎症。外分泌腺体可以单独受累（原发性 SS），也可与另一种自身免疫性疾病同时出现，如类风湿性关节炎、系统性红斑狼疮，或系统性硬化，即继发性 SS。平均发病年龄为 40~50 岁，女性好发。SS 可以累及泪腺。

【临床特征】

眼眶 SS 呈慢性发病、无痛性的泪腺肿大，伴随眼睑红肿；57% 的患者为双侧性，64% 的患者具有干眼症，表现为眼部干涩不适，结膜充血，眼表结构欠完整。干眼症状的严重程度与泪腺邻近结膜的炎症及主泪腺萎缩有关，而与泪腺肿大的程度无关。17% 的 SS 患者影像学上显示泪腺肿大，而临床并无炎症表现或者干眼。通过对比发现，影像学上泪腺体积较小或类似萎缩的患者干眼程度更重。

【组织病理学表现】

组织病理学检查显示淋巴细胞、浆细胞浸润，淋巴滤泡形成伴有生发中心，泪腺腺泡萎缩和纤维化。IgA 免疫组织化学量化检测可能有助于诊断。IgA 阳性浆细胞与所有泪腺内浆细胞的比例较正常泪腺内的比例降低。

【诊断依据】

1. 眼部典型的干涩症状，泪液分泌实验阳性。

2. SS 的血清学特点是具有自身抗体—抗 -SSA 或抗 -SSB 阳性。

3. 对于可疑患者，可行泪腺或口唇黏膜活检。

【治疗】

根据病情的严重程度和原发或继发性疾病的累及范围进行局部和全身性治疗。全身治疗包括糖皮质激素和免疫抑制剂应用。眼部治疗主要针对改善干眼症状，给予人工泪液进行对症治疗。

第八节　结节病（肉样瘤病）

【概述】

结节病是一种系统性疾病，以非干酪样肉芽肿为主要特征，任何系统均会受累（包括心脏、内分泌和神经系统），但最常累及肺脏及其邻近淋巴结、肝脏和皮肤。文献报道全身性结节病患者中 50%~100% 以眼眶病作为首诊症状。5% 的结节病患者具有泪腺肿大。当仅有眼眶病变，而没有全身其他器官累及时,则称为眼眶肉样瘤、肉瘤样反应或特发性肉芽肿性眼眶炎症。

【临床特征】

结节病好发于 30~50 岁人群,女性更多见。

36% 患者表现为双侧无痛性泪腺肿大,19% 的患者伴有干眼症。眶脂肪团块表现为炎症体征或者占位性效应,通常是无痛性,30% 患者累及双眼。3%~15% 的眼眶结节病患者会出现与结节病相关的眼部炎症。

眼眶结节病有 4 种形式:单独泪腺受累最常见,其次是眼眶脂肪受累,再次为视神经鞘膜受累和眼外肌受累。后 3 种类型可以互相合并发作或者伴随泪腺肿大。

眼眶结节病的诊断在临床中很具有挑战性,因为它与其他疾病(包括 OIP、淋巴增生性疾病、转移癌)的表现非常相似,而血清学检查可能一无所获。

【组织病理学表现】

结节病典型的组织病理学改变是非坏死性肉芽肿,含有大量巨噬细胞和转化细胞、上皮样细胞和多核巨细胞。巨细胞内可能含有胞质内包涵体,如星状体或 Schaumann 小体(钙化小体)。肉芽肿被少量淋巴细胞浸润包绕,有时也可无淋巴细胞包绕,因此其又被称为"裸露肉芽肿"。20% 的标本中有纤维化形成。

【诊断依据】

1. 结节病好发于 30~50 岁人群,女性更多见。病变累及范围较为广泛。

2. 眼眶 MRI 显示受累泪腺弥漫性增大,可被均匀强化。眶内病变还可表现为边界不清的软组织团块,视神经受累表现为视神经鞘膜不规则、结节状增厚(可能蔓延到颅内)。眼外肌受累则表现为眼外肌弥漫性增粗并累及腱膜。

3. 全身结节病的筛查应包括胸部影像学检查,以明确肺门淋巴结情况。55% 的泪腺结节病患者具有肺门淋巴结病变。

4. 眶内病变的组织病理学检查结果是确诊眼眶结节病的依据。

【治疗】

根据受累器官和病情的严重程度决定治疗方案。眼眶结节病对口服糖皮质激素治疗敏感。对于病情不活跃的全身性结节病，可行眼眶病灶内糖皮质激素注射或手术切除病变。

第九节　淀粉样变性

【概述】

淀粉样变性又称淀粉物质沉积症，是由多种原因造成的淀粉样物质在体内各脏器的组织内沉积，致使受累脏器功能逐渐衰竭的一类临床综合征。根据发病部位不同可分为系统性和局限性两类，根据病因不同可分为原发性和继发性两类，其中原发系统性淀粉样变性为最常见的类型，约占淀粉样变性的70%。淀粉样变性常累及多系统多器官，眼部淀粉样变性较为少见。

【临床特征】

眼部淀粉样变性的临床体征和症状具有多样性，累及眼睑时呈无痛性包块，睑板肥厚，上睑下垂，部分患者可继发皮下出血。累及结膜时表现为结膜局限性或弥漫性增生肥厚，表面粗糙及结膜充血，部分患者可累及血管，导致结膜下出血。累及眼肌者表现为复视、眼球运动障碍、眼球突出等。也可以累及角膜、玻璃体、泪囊、鼻泪管等组织结构，表现出相应的症状。

根据淀粉样物质中纤维蛋白前体的化学结构种类不同，淀粉样变性分为6种临床类型，即原发性淀粉样变性、继发性淀粉样变性、透析相关性淀粉样变性、家族性淀粉样变性、老年性淀粉样变性、局限性淀粉样变性。眼睑淀粉样变性可能与原发性或继发性系统性淀粉样变性有关，而结膜淀粉样变性常是由局部免疫失调导致，患者鲜有全身系统的淀粉样变性。

【组织病理学表现】

组织病理学特征是结缔组织及血管的淀粉样物沉着，HE染色为均匀一致的玻璃样粉红色无定形物质。刚果红染色阳性,刚果红染色对淀粉样变性的诊断具有特异性。应用酶标或荧光标记抗 λ 或抗 K 抗体进行免疫组化检查,可证实该淀粉样物质是 λ 链或 K 链。

【诊断依据】

1. 患者一般病程较为缓慢;发生于眼睑及结膜者,体征较为典型。

2. CT 扫描检查多可见眶前段软组织肿块影,边界不清,可向眶内发展,病变累及范围广泛者可伴有泪腺肿大和 / 或眼外肌增粗,可见斑点状钙化改变。MRI 扫描检查多见眶前段弥漫软组织影,T_1WI 呈中或低信号,T_2WI 多见低信号,增强后强化不明显(图 17-18)。

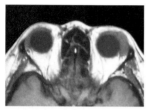
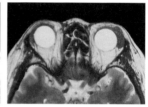
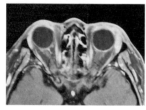

图 17-18 左泪腺淀粉样变性 MRI,左泪腺肿大,边界较清,T_1WI 呈等信号,T_2WI 呈低信号,不均匀强化

3. 组织病理学检查及刚果红染色阳性为确诊本病的依据。

【治疗】

眼部淀粉样变性的治疗方法多样,目前并无统一的治疗方案。治疗方案的制定主要取决于淀粉样变性累及的部位。系统性淀粉样变性者应对因治疗,而局限于眼部的淀粉样变性视情况可以采用手术切除或放射治疗。

(马建民 史季桐)

第十八章

先天性眼眶异常

第一节　先天性小眼球、无眼球（或合并囊肿）

【临床表现】

先天性小眼球和无眼球是一类以眼球前后径小于正常范围或眶内眼组织完全缺失为特征的先天性发育异常性眼科疾病。可发生于单侧或双侧，可表现为孤立存在的眼部畸形，也可以是全身综合征的眼部表现。

在外观上，先天性小眼球或无眼球表现为出生即显见的患侧睑裂和眉毛短小、结膜囊狭窄或闭锁、眼部软组织发育不全、眶口和眶腔狭小。如不经干预，随着出生后眶面发育的继续，健患双侧发育的不均衡可持续加剧，并影响到颅面其他诸骨，甚至导致半面萎缩综合征（图 18-1~图 18-3）。

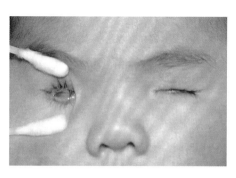

图 18-1　双眼先天性小眼球

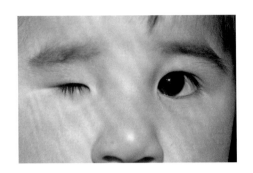

图 18-2　单眼先天性无眼球

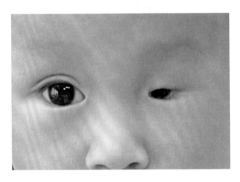

图 18-3　单眼先天性小眼球

　　先天性小眼球合并眶内囊肿是由于胚胎发育过程中胚裂闭合障碍或视网膜发育与胚裂闭合不平衡造成眼球发育停滞，未闭合处球壁薄软，缺少脉络膜或巩膜，在眼内压力作用下，过度增生的视网膜逐渐向外膨隆，形成囊肿并逐渐长大。囊肿大小可不一，多发于单侧。

　　【病因】

　　先天性小眼球及无眼球是胚胎发育过程中眼球发育异常所致，胚眼发育过程中涉及 5 个时间相互重叠的过程：视泡形成、视杯和晶状体诱导形成、视裂闭合、前后房形成和视功能成熟，其中任何一个过程出现异常都将导致眼球的缺失或者眼球结构的异常。先天性小眼球及无眼球的病因尚不明确且相对复杂，目前流行病学提示影响因素主要为遗传及环境因素。

【诊断】

把角膜直径小于 10mm 且眼球的前后径小于 20mm 的眼球归为小眼球。其中眼球前后径出生时小于 10mm、1 岁时小于 12mm，且角膜直径小于 4mm 者称为重度小眼球(重度小眼球与无眼球在临床上很难鉴别，故常被称为"临床无眼球")。根据发病机制分为三种类型。①单纯性小眼球或真性小眼球，单纯的眼球前后径短小而眼球解剖结构大致正常，表现为小角膜、眼球前后径小于 18mm、高度远视 (≥8D)，常合并闭角型青光眼；②并发性小眼球，是原始视泡发育后因退行性变而出现各种眼球结构异常，以葡萄膜缺损和先天性白内障最为常见；③盲性小眼球也称为缺损性小眼球，眼轴明显小于健侧或正常同龄平均值，无眼球正常结构，无视功能，为不可逆性致盲眼病，这是我们本章讨论的内容。

【治疗原则】

1. 先天性小眼球无眼球眼眶及面部发育干预治疗原则　主要集中在发育期如何促进眼眶及面部发育，以及发育期后针对所存在的畸形进行整复治疗。

(1) 发育期治疗：不断增大的义眼可以刺激眼睑发育、增大眼眶容积，1 岁内幼儿生长最快，3 岁前为眼球眼眶快速生长期，因此在这一个阶段义眼的更换应更为频繁，要视患儿的生长发育情况选择 3 个月或半年更换义眼一次。

真皮脂肪移植可随患儿成长而增大从而刺激眼眶容积增加，可用于 5 岁以下患儿。组织整合眶内填充物如羟基磷灰石由于不可置换，不建议使用于 5 岁以下患儿。

眶内渗透压依赖性自膨胀眶内植入物如水凝胶，由于其可自行膨胀，可追加容积而无眶内软组织损害下的置换，且具有不同型号的特点，可应用于 3 月龄以上的发育期患儿。

自膨胀水凝胶眶内植入：

① 半球形自膨胀水凝胶：在大约 3 月龄时植入半球形自膨胀水凝胶，开始扩张结膜囊及睑裂(图 18-4~ 图 18-7)。

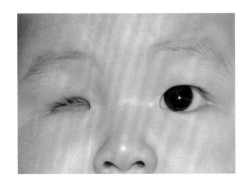

图 18-4　患儿 6 个月,右小眼球术前

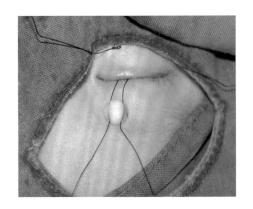

图 18-5　半球形水凝胶植入术中,缝线穿过半球

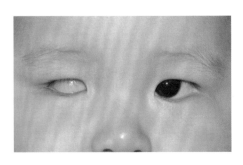

图 18-6　半球形水凝胶结膜囊扩张术后 2 个月

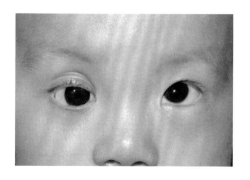

图 18-7　义眼配戴后

②球形自膨胀水凝胶眶内植入：在患儿约10月龄或1岁时(大概在第一次手术治疗后半年)，可以行眶内植入第一个球形水凝胶，扩大骨性眶腔。如果两至三年后临床可见明显的眼窝凹陷或测量眶容积不足，可行更大的水凝胶球体置换，直至达到5ml的植入物(图18-8~图18-11)。

③柱状自膨胀水凝胶注射：如眶容积不足的先天性小眼球或无眼球患儿可行注射柱状水凝胶植入，但因此产品不易于置换，因此不用于眶容积严重不足或年龄过小的患儿。

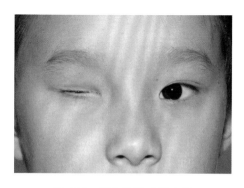

图 18-8　患儿 5 岁,右眼小眼

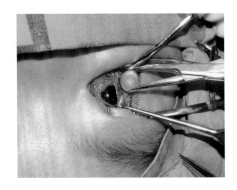

图 18-9　经结膜入路球形水凝胶植入肌锥内

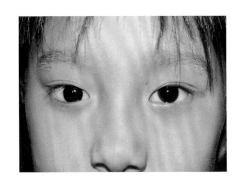

图 18-10　球形水凝胶植入术后 1 年

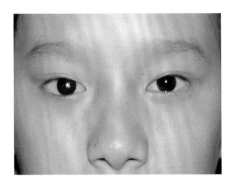

图 18-11　术后 6 年

（2）发育期后整复：大于 12 岁的先天性小眼球无眼球患者，发育期后的整复通常包括内外眦开大、上睑下垂矫正以及结膜囊狭窄等畸形的整复。

2. 先天性小眼球合并眼眶囊肿治疗原则　对于 6 岁及以下的儿童，应尽量保留囊肿促进眼眶发育，同时配戴义眼。只有以下 3 种情况考虑早期摘除囊肿：①囊肿导致义眼无法配戴或眶壁明显受压移位；②自发或外伤后出血导致囊肿突然增大；③囊肿脱垂于睑裂之外、眶腔异常扩大。

对于眶腔特别小的患儿，还需要早期植入眶内植入物，以促进眼眶发育。对于 6 岁以上的儿童，如果囊肿明显影响外观或导致义眼配戴不良，可考虑摘除囊肿并植入眶内植入物促进眼眶发育。

第二节　眶面裂

【临床表现】

眶面裂是颅面裂畸形的一部分，主要是指以眼眶畸形为主，包括眼眶、眼睑、内外眦和泪器等骨和软组织的畸形。将颅面裂依时钟转动方向，从上唇、鼻、上颌骨、眶缘、眼睑及眉，以及向前额部展开，分为 0~14 型；再以眼眶为基点标志，若裂隙位于眼睑的头颅方向，则畸形属颅骨型；如向面部展开则属面裂型。但若畸形具有双向性，同时向颅部展现，则可形成 0~14 型、1~13 型、2~12 型、3~11 型及4~10 型等。0~14 型、1~13 型、2~12 型、3~11 型和 4~10 型等复合型眶面裂，可造成眶距增宽症和眼眶畸形。眶面裂主要是颅面裂的 3 型、4 型、5 型、6 型、8 型、9 型、10 型等（图 18-12，图 18-13）。

【病因】

病因不明，但对于颅面裂的形成有很多学说存在，主要可归纳为两大类。第一类为胚胎发育阻滞学说，面部各隆突融合不全所产生的裂隙，或者在胚胎面部发育阶段，各种原因引起局部血供减少，组织线状坏死形成面裂。另一类主要的学说为羊膜索学说，该学说认为颅面裂、羊膜

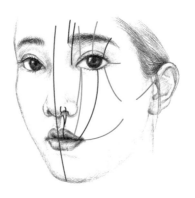

图 18-12　Tessier 颅面裂分类

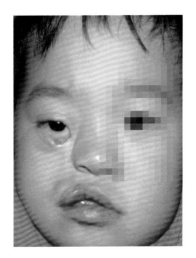

图 18-13　3 型眶面裂

带、内脏及四肢畸形可能是羊膜破裂综合征的一部分。

【手术时机】

从患者年龄来看,如畸形程度不太严重,无影响婴儿生命体征,或无严重功能影响,手术矫治可略为推迟,可在2~3 岁时进行。单纯软组织修复可在 1 岁左右进行。而骨组织的修复应推迟到儿童期,3 岁后进行。

第三节　隐眼

【临床表现】

先天性隐眼症是一种在临床上罕见的常染色体隐性遗传性疾病,主要表现为眼球和眼睑部位先天畸形,眼球常被连续性的皮肤所遮盖而无睑裂,仅有眼球遗迹或完全无眼球。

先天性隐眼症可分为:①完全性:最为多见的一种类型,主要的临床表现为眼睑缺失且眼球完全由从眉毛延伸到面颊部的皮肤所遮盖,眉毛缺失或者严重发育不全,头皮毛发与眼睑相连。睫毛缺失,眼睑皮肤与角膜完全粘连,结膜囊缺失及合并小眼球或囊性眼(图 18-14);②不完全性:内侧的眼睑由与眼球粘连的一层皮肤所替代,但是外侧眼睑的结构和功能都正常;③发育不全性:下眼睑结构正常,上眼睑与眼球的上部角膜粘连,泪点及结膜囊缺失,眼球基本为正常大小(图 18-15)。

【病因】

隐眼主要是由于在胚胎发育过程中,应该分化为角膜上皮和结膜的组织异常分化为覆盖眼球表面的上皮组织所致。

【治疗】

欲通过手术复明是不可能的,单侧隐眼畸形者可通过

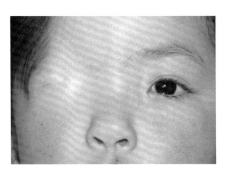

图 18-14　右眼完全性隐眼

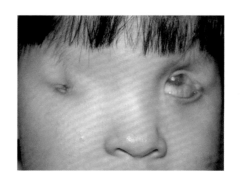

图 18-15　左眼是发育不全性隐眼,右眼为不完全性隐眼

手术整复而改善外观。手术时机亦视具体情况而定,但不主张年龄过小时手术。手术方式视病例具体畸形情况采用不同手术方法和步骤。眼窝重建和配戴义眼片是首要任务。也可采用真皮脂肪移植来重建眼窝,再造出合适的眼窝以配戴义眼。

(李 洋　李冬梅)

第十九章

眼 眶 肿 瘤

第一节 眼眶囊肿

一、皮样或表皮样囊肿

【概述】

胎儿在胚胎发育时,如果有部分上皮嵌入眼眶骨缝当中,或者有部分上皮脱落到眼眶内外软组织中,随着生长发育,就有可能形成囊肿。

【临床特征】

常见部位是眼眶颞上方眉弓附近,其余部位亦可发生,甚至累及颞窝。多为圆形或卵圆形病变,活动度差,与眶骨膜粘连紧密,随着年龄增长逐渐增大。浅表的囊肿多可以较早触及,较深的囊肿,常常引起眼球突出或眼位的改变。囊肿发育过程中,如果由于内力或外力的原因导致囊肿破裂,其内油脂成分溢出,可刺激局部组织形成无菌性炎症,甚至穿孔形成窦道。

【影像学检查】

1. B超检查 肿物呈类圆形,边界清,为无回声区和低回声区,可见后部回声增强(图19-1)。眼彩超检查,内部无明显血流信号。

2. CT检查 眶内囊肿多位于颧额缝旁,呈均匀低密度影,病变内有负CT值区,周边可见环形高密度壁,增强后,边缘有强化,内部无强化(图19-2)。相邻骨壁可以有局部骨质的吸收,甚至缺损,形成凹陷或骨孔,如囊肿穿过骨孔进入颞窝或颅内,可形成哑铃型皮样囊肿(图19-3)。

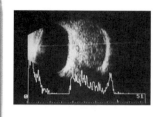

图 19-1 皮样囊肿 B 型超声，颞上眶内囊性回声，边界清晰，内回声较高，轻度可压缩

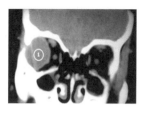

图 19-2 皮样囊肿 CT，眶内颞侧囊性肿物，内有负 CT 值区，颧额缝扩张

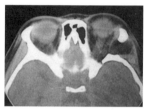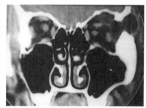

图 19-3 哑铃状皮样囊肿 CT，眶内囊肿与颞窝相通，呈哑铃状，眶外上壁骨质缺损

3. MRI 检查　T_1、T_2 像均呈高信号，可以有混杂信号，代表其内有毛发及脱落角化物等成分。脂肪抑制像高信号消失是其特征性表现。部分囊壁可以出现强化。有炎症反应的病例，与周围组织可以分界不清（图 19-4）。有时因油脂成分较轻，汗液和角化物相对较重，在 CT 和 MRI 上呈分层分布（图 19-5，图 19-6）。

【组织病理学表现】

囊肿壁为类似完整或不甚完整的皮肤结构，皮样囊肿囊壁内含皮脂腺、汗腺、毛囊，表皮样囊肿则不含这些结构，这一点系两种病变的鉴别要点。

【治疗】

对于浅表的或眶深部较小的囊肿，如无压迫症状且对外观影响小，可以暂不手术，临床观察，待成年后再行手术。如果出现压迫症状，或者对外观造成影响，或者囊肿破裂引起无菌性炎症，则可以尽早手术。手术需彻底摘除

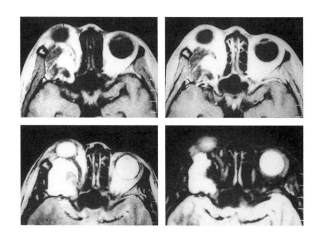

图 19-4　眶内皮样囊肿 MRI,部分位于颞上骨窝内,T₁WI 高低信号不一呈花斑状,囊壁可强化,囊内容物不能强化;T₂WI 呈高信号,压脂像部分可抑制

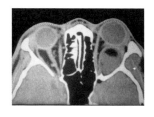

图 19-5　眶内皮样囊肿 CT,
囊内容物分层分布

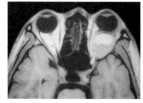

图 19-6　眶内皮样囊肿 MRI,
囊内容物分层分布

肿物囊壁,如果术中囊壁破裂,内容物溢出,需反复冲洗干净。为了进一步减少复发风险,可小心用电刀烧灼创面,尤其是在骨缝或骨窝处囊壁容易残留,需要引起注意。

二、畸胎瘤

【概述】

胎儿在胚胎发育时,如果有胚芽细胞在错误的位置生长,形成肿块,就是畸胎瘤。畸胎瘤是常见的儿童生殖细胞肿瘤,全身各个部位均可出现,眼部极为罕见,大多于 1

岁以内发现。

【临床特征】

随着肿瘤生长,眼球逐渐突出,可以出现运动障碍。由于肿瘤压迫,视力多会受损(图 19-7)。

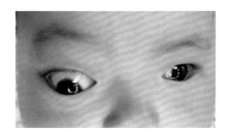

图 19-7　眶内畸胎瘤外观像,右眼球突出,下移

【影像学检查】

B 超检查可表现为:

1. 囊实性肿块,边界清晰,包膜完整,囊壁较厚,内部无回声与强回声团块及弧形光带混合存在,并伴有声衰减。

2. 囊性肿物,囊壁薄而光滑,囊内有细小均匀的强回声光点。

3. 实性肿物包膜完整,内呈较均匀的中强回声,与周围界限清楚。

CT 检查:内部结构紊乱,呈稍高密度,密度不均,部分可见钙化,边界清晰呈环状。包块内出现脂肪结构和液平面及钙化影,水样密度中出现实性组织成分和球形钙化,是畸胎瘤的特征性表现(图19-8)。

MRI 检查,T_1 像及 T_2

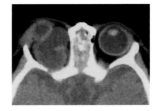

图 19-8　眶内畸胎瘤 CT,右眶内上方巨大囊实性肿物,边界清晰,密度高低不一,可见骨密度斑

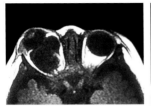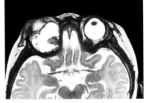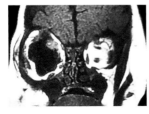

图 19-9　眶内畸胎瘤 MRI，T_1WI 呈低信号为主，内部少许高信号；T_2WI 呈高信号为主，内部可见低信号区

像信号极度混杂，边界清晰（图 19-9）。

【组织病理学表现】

可见实性组织和囊性组织。实性组织中可以见到三个胚层的成分，囊性组织内含不同成分的分泌物。

【治疗】

手术尽量将包块切除干净，改善外观，保留有用视力。由于很少发生恶变，预后一般较好。

三、黏液囊肿

【概述】

鼻窦的开口阻塞后，形成黏液囊肿，压迫骨壁穿透后进入眶内。其中，以额窦、筛窦来源最为常见。好发于成年人，多有先天性鼻窦口狭窄的因素，合并其他原因导致鼻窦口阻塞，使腔内黏液聚集，压力增高，窦腔扩张，骨壁吸收。

【临床特征】

患者一般均有鼻窦炎的病史，随着病变的发展，出现渐进性眼球突出，引起眼球向病变对侧偏移，有时可以触及光滑质软的肿块（图 19-10）。蝶窦和后组筛窦比较隐蔽，早期多表现为头痛和视力减退。

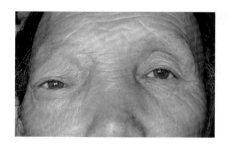

图 19-10 鼻眶沟通黏液囊肿外观像,右眼球突出,外下移位

【影像学检查】

1. CT 检查 可以看到相应窦腔内充满病变,邻近的骨壁被破坏,病变进入眶腔,眼球出现向病变对侧的偏移,内含物呈中低密度影,偶然可见骨质反应性增生。囊壁清晰,与周围组织有明显分界(图 19-11)。

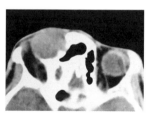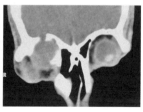

图 19-11 鼻眶沟通黏液囊肿 CT,额窦内类圆形肿物,突入眶内,眶顶骨壁缺损,颅底骨质不连续

2. MRI 检查 可见圆形或类圆形肿块,T_1 像多呈中高信号,T_2 像呈高信号,内容物信号多较均匀,囊壁边界清晰,增强检查多无强化(图 19-12)。

【组织病理学表现】

囊壁内可见呼吸道黏膜,内容物为黏液脓样,黏稠。

【治疗】

手术切除,应与鼻科联合手术,彻底清除病变窦腔黏膜,将黏液冲洗干净,去除坏死或反应性增生的骨组织,扩

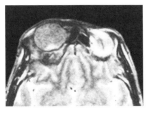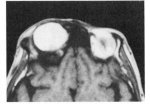

图 19-12 鼻眶沟通黏液囊肿 MRI,T_1WI 及 T_2WI 均呈高信号

大窦腔的窦口,防止复发。根据经验或药敏试验结果,术前、术中、术后联合足量使用广谱抗生素。

四、血囊肿

【概述】

各种原因引起的眼眶内出血,均可以形成血囊肿。常见原因分别有外伤、手术、血管畸形、脉管瘤、血液病等。

【临床特征】

发病迅速,进展较快,可以见到眼睑皮下淤血、结膜下出血,眼球突出,运动受限,眼眶胀痛,视力下降、复视,甚至视力丧失(图 19-13)。眼眶触诊眶压升高,眼底检查可以有视盘水肿。进入亚急性期或慢性期后,眼睑和结膜下的出血吸收,眼球突出虽有好转,但是仍较对侧明显。

【影像学检查】

1. B超检查 可见局限性包块,与眶壁相连的多呈扁平囊状,内部多为无回声或低回声区,边界清,具有可

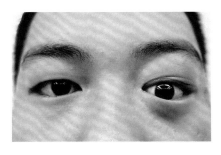

图 19-13 眶内血囊肿外观像,左眼球突出

压缩性。眼彩超检查,内部无血流信号。

2. CT 检查　可见密度均匀、边界清晰的肿物,可以呈波浪状或梨形。

3. MRI 检查　其信号高低取决于血红蛋白是否含氧、血红蛋白 Fe 的价位(Fe^{2+}、Fe^{3+})、血红蛋白在细胞内外以及血红蛋白是否分解。在出血的超急性期(0~2 小时内)T_1 像低或等信号,T_2 像高信号;急性期(2 小时 ~3 天以内),T_1 像等信号,T_2 像低信号;亚急性期(3 天),T_1 像高信号,T_2 像低信号;亚急性期(3~21 天),T_1 和 T_2 像均为高信号(图 19-14);慢性期(大于 21 天),中央区 T_1 和 T_2 像均为高信号,周边 T_1 像等信号,T_2 像低信号。

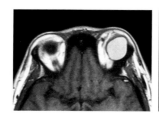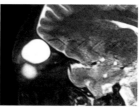

图 19-14　眶内血囊肿 MRI,左眶内类圆形肿物,边界清晰,T_1WI 及 T_2WI 均呈高信号,压脂像不能抑制

【组织病理学表现】

结缔组织囊壁,内含血细胞,囊壁无内皮或上皮细胞内衬,慢性病例可有胆固醇沉积和轻度炎症。

【治疗】

1. 在条件允许的情况下,完善影像学检查。

2. 如果出血量较少,视力无明显下降,可药物治疗。嘱患者安静休息,予冷敷、止血药、活血化瘀的药物,并密切观察。

3. 如果眶压升高,可以加压包扎,但是需要注意视力变化情况。

4. 如果转入慢性期,可以考虑手术清理血囊肿。

5. 如果出血量较多,视力下降,或者眼球突出明显,睑裂闭合不全,则需要尽快去除血肿,改善视力,缓解症状。

6. 有条件者可以在 B 超或 CT 的引导下或定位下,穿刺抽出积血,加压包扎。紧急时,亦可以选择波动感最明显,或者肿胀最明显处进行盲穿。视力明显下降甚至丧失的患者,需要紧急手术,做外眦切开,眼眶减压,清除血肿,彻底止血,局部放置引流,持续负压吸引,或单纯放置引流条亦可,加压包扎。如果出血时间超过 72 小时,局部形成血块,则不建议穿刺抽血,待出血 2 周后,血块液化,才可穿刺抽血。

7. 凡是出现视神经损伤的患者,均应给予脱水、营养神经治疗,如情况允许,予激素治疗,甚至给予大剂量激素冲击治疗。

8. 强调两点 一是紧急情况下,亦不可忘记明确出血原因,对症治疗,尤其是有全身疾病或其他科室原因引起的,必须同时多科治疗。二是应用止血药、脱水药、激素药等,必须注意患者全身情况,必要时请其他科室辅助治疗。

五、寄生虫囊肿

【概述】

寄生虫幼虫寄生于人体,如果寄生在眼眶,可以形成炎症性的囊性病变。临床常见到的是棘球蚴病(又称包虫病)和囊虫病。

【临床特征】

青少年常见,多有流行病学史。可以见到单侧眼睑红肿、眼球突出、运动受限、复视、视力下降。症状反复发作,抗炎治疗有效。

【影像学检查】

CT 检查可见低密度圆形囊肿。MRI 检查可见圆形高低信号混杂区,内部可以看到头节结构。有时可见特征性的囊腔内虫体蠕动。

【组织病理学表现】

囊腔内可以找到寄生虫。

【治疗】

手术切除或药物治疗。

六、植入性囊肿及其他上皮囊肿

【概述】

眼部囊肿的共同特点是囊腔内衬上皮或内皮细胞,根据囊腔内衬细胞的不同,可分为上皮性囊肿和非上皮性囊肿。上皮性囊肿包括皮样囊肿、表皮样囊肿、畸胎瘤、黏液囊肿、泪腺囊肿、植入性囊肿等。

【临床特征】

外伤、炎症、手术等均可以引起植入性囊肿。

【影像学检查】

1. B超检查 占位性病变,内回声偏低,不可压缩。

2. CT检查 占位病变,边界清晰,中高密度。

3. MRI检查 T_1、T_2像均呈高信号。

【组织病理学表现】

囊肿壁由纤维结缔组织构成,内衬上皮细胞。

【治疗】

手术将囊肿彻底切除干净,有异物一并切除。

第二节 眼眶血管源性 肿瘤及血管畸形

一、毛细血管瘤

【概述】

婴幼儿常见的肿瘤,病理上以毛细血管内皮细胞肿大为特点,也可以称为婴儿和青少年型血管瘤、血管母细胞血管瘤、良性血管内皮细胞瘤。

【临床特征】

常常在出生后发现,可以累及眼睑、结膜和眶内,生后3~9个月快速生长,此后逐渐消退。多数于1岁以后静止,有自发消退倾向。眼睑病变形状不规则,呈暗红色,边界清晰,压之褪色,可以见到眼睑肥厚,哭闹时增大。病变广泛者,可以引起眼球突出、上睑下垂、视功能损伤、斜视、弱视(图19-15)。

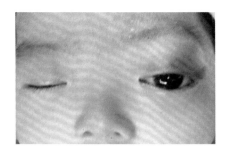

图 19-15　眶内毛细血管瘤外观像,左眼球明显突出

【影像学检查】

1. B 超检查　病变形态不规则,边界不清,内回声不均匀,有一定可压缩性。

2. CT 检查　肿块无包膜,边界不清呈浸润性生长,可有眶腔扩大,可以被强化,并发现强化逐渐减弱的现象。

3. MRI 检查　T_1 像为中等信号,T_2 像为高信号(图19-16)。

【组织病理学表现】

可见增生的毛细血管和内皮细胞。可以形成管腔不明显的小叶。内皮细胞核分裂象存在。

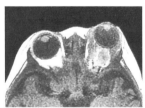

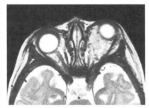

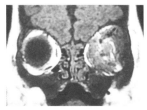

图 19-16　眶内毛细血管MRI,肿瘤位于球后肌锥内外,包裹视神经及眼外肌,T_1WI 呈等信号,T_2WI 呈高信号

【治疗】

绝大多数可以自行消退,临床密切随诊即可。如果病变随年龄持续增长或者持续不消退,可以干预治疗,一般不迟于学龄前,以免引起心理问题。方法包括局部注射激素、细胞毒性药物,冷冻、激光、微波、放疗,全身应用激素、普萘洛尔(心得安)。局部注射激素是最常用的方法,但是需要严密观察,避免出现肿胀、组织坏死、色素沉着、视网膜中央动脉阻塞。如果瘤体较大,或者是在其他治疗方法无效的情况下,可以手术切除。术中需要注意避免损伤眼外肌和视神经,迅速止血,做好随时输血的准备。

二、海绵状血管瘤

【概述】

海绵状血管瘤为最常见的成人眶内肿瘤,是一种错构瘤。由许多血管窦和纤维结缔组织构成,有完整的纤维包膜。瘤体内肉眼可见厚薄不一的隔膜形成大小不一的血窦,形似海绵,因而得名。

【临床特征】

最常位于肌锥内,亦可位于其他任何位置。多是由于眼球突出而被发现,亦有许多通过影像检查偶然发现。经常出现原因不明的视力下降,可以伴或不伴眼球突出。单眼单发多见,双眼或多发罕见。可以出现眼球运动障碍、视力视野损伤。位于眶前部的可以触及,边界清,质中度硬,可活动,位于眶深部的仅可有抵抗感。

【影像学检查】

1. B超检查　肿物呈卵圆形,边界清晰,内回声多而均匀,轻度可压缩性(图 19-17)。眼彩超显示肿瘤内多无血流信号,或者是静脉性血流信号。

2. CT检查　肿物界清,边缘光滑锐利,密度比较均匀,眶尖处可见透明三角区,多位于肌锥内,视神经颞侧常见(图 19-18)。强化后,部分瘤体明显强化,呈现密度不均,肿瘤呈卵圆形或分叶状,亦可以均匀强化。

3. MRI检查　T_1 像为中低信号,T_2 像为中高信号,增强扫描时呈斑片状强化,随时间曲线出现的渐进性强化现

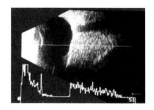 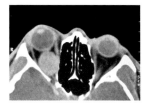

图 19-17 眶内海绵状血管瘤 B 型超声,球后视神经下方肿瘤,边界清晰,内回声高而均匀,可压缩

图 19-18 眶内海绵状血管瘤 CT,球后类圆形软组织肿瘤,边界清晰光滑,均质

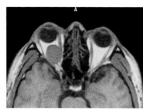 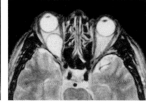

图 19-19 眶内海绵状血管瘤 MRI,T₁WI 呈中等偏低信号,T₂WI 呈高信号

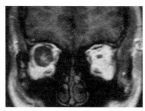 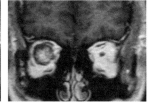

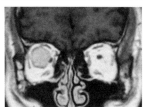

图 19-20 眶内海绵状血管瘤 MRI,强化后呈渐进性强化

象是本病的特征性表现(图 19-19,图 19-20)。

【组织病理学表现】

由大小不一、形态各异的血窦组成,窦内充满红细胞,窦壁衬以薄而扁平的内皮细胞,外周围绕若干层平滑肌细胞。

【治疗】

1. 如果是偶然发现的,外观没有明显改变,无眼球运动障碍,且视功能没有出现损伤,应该密切观察,暂不手术。如果出现症状或突眼明显则应积极手术。

2. 如果肿物位于眶前部,可以经结膜入路切除。如果肿物位于眶深部,可以行外眦切开经结膜入路切除,术中可以用细针穿刺肿物,将血窦内的血液放出,使肿物缩小,以便于取出。如果肿瘤与视神经分离困难,可以将肿物剪开,分块取出,亦可将紧密粘连于视神经上的部分肿物留下不取。也可经额或经鼻内镜手术。如果肿物位于眶尖且粘连紧密,可仅仅行眶壁减压,切开骨膜和肌锥间膜,减轻肿物对视神经的压迫。

3. 如肿瘤与视神经关系紧密、且患者顾虑较大,可以尝试放疗。

4. 如果术中或术后出现视神经损伤,积极应用激素治疗是关键。脱水、止血、营养神经、改善循环、抗炎、全身支持治疗可以酌情应用。

三、淋巴管瘤

【概述】

胚胎期淋巴管发育异常形成的肿瘤,是由衬以单层内皮细胞的淋巴管构成的错构瘤,淋巴管口径大小不一,内含清亮的淋巴液。婴幼儿常见。随着年龄增长逐渐增大,可以分为局限型和弥漫型。

【临床特征】

可以分为眼睑型、眶内型、混合型。眶前部的肿瘤可以出现眼睑肿胀、眼睑下垂,影响视力形成弱视。眶深部的肿瘤可以出现眼球突出、运动障碍,影响视神经功能(图19-21)。这种肿瘤常发生自发性出血,从而被发现。出血可以反复发生,严重影响视力。

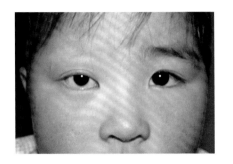

图 19-21 眶内淋巴管瘤外观像,右眼球突出

【影像学检查】

1. CT 检查 肿块边界不清,密度不均,可有眶腔扩大,强化不明显(图 19-22)。

2. MRI 检查 弥漫不规则肿块,边界不清晰,信号不均匀,T_1 像为低信号,T_2 像为高信号,亦可呈现混合信号。脂肪抑制像中仍旧为高信号。强化后,可以出现中等度不均匀强化。如果有出血,T_1 像和 T_2 像均可出现高信号,典型的可见液平面(图 19-23)。

【组织病理学表现】

肿瘤呈浸润性生长,淋巴管腔大小不一。管壁内衬内皮细胞,内含清亮液体,如有出血,可呈巧克力色(图 19-24)。

【治疗】

由于肿瘤一般与周围组织粘连紧密,难以切除干净,

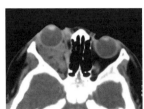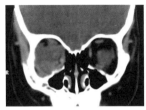

图 19-22 眶内淋巴管瘤 CT,眶内球后和球旁不规则团状软组织肿瘤,边界不清

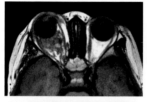
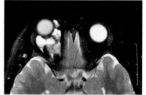
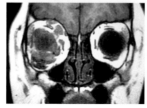

图 19-23　眶内淋巴管瘤 MRI，T_1WI 呈中低信号，T_2WI 中高和高信号，可见液平

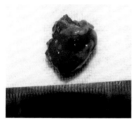
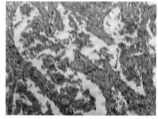

图 19-24　眶内淋巴管瘤大体标本像及 HE 染色病理图像

且绝大多数生长缓慢，故临床中密切随诊即可。如果发生出血，积极用药，止血促吸收，手术治疗要慎重。如果病变影响视力，可以尽早手术。如果反复出血影响视力，或者出血量较大，有失明风险，也可以尽早手术。

四、血管外皮细胞瘤

【概述】

毛细血管或其后小静脉周细胞形成的肿瘤。多发生于全身软组织，非常罕见，发生于眼眶更是罕见。

【临床特征】

位于眶前部的肿瘤可触及质中光滑无压痛的包块，位于眶深部的肿瘤可以引起突眼及运动障碍，甚至影响视力。

【影像学检查】

与海绵状血管瘤基本一致。强化后略强于海绵状血管瘤。如果是恶性血管外皮细胞瘤,可以出现眶骨壁的破坏。彩色超声瘤体内可见大量血流信号(图19-25)。

CT检查,边界清晰,呈现等密度、高密度、或混杂密度,轮廓不规则呈现分叶状,瘤体内多见囊变和坏死出血(图19-26)。

MRI检查,多为混杂信号,强化明显,部分可见血管流空效应(图19-27)。

【组织病理学表现】

是与海绵状血管瘤区分的主要依据。良性血管外皮细胞瘤,包膜完整,血管丰富,管腔呈特征性的鹿角状,基底膜外是密集的肿瘤细胞。恶性血管外皮细胞瘤,无包膜,呈浸润性生长,核仁较大,有异型性。

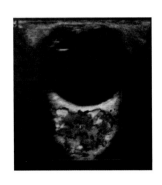

图19-25 眶内血管外皮瘤彩色超声,瘤体内大量血流信号

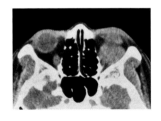

图19-26 眶内血管外皮瘤CT,肿瘤位于球后,椭圆形,边界清晰,均质

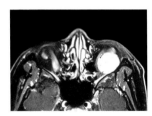 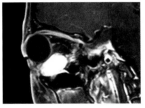

图19-27 眶内血管外皮细胞瘤MRI,T$_1$WI明显强化

【治疗】

手术切除。如果病理证实为恶性,术后进行放化疗。

五、血管内皮瘤

【概述】

血管内皮细胞形成的肿瘤,非常少见,原发于眼眶的更是非常罕见。分为良性和恶性两种,恶性的又称血管肉瘤,临床当中比较常见的是低度恶性或交界性的类型。

【临床特征】

位于眶前部的肿瘤可触及质中光滑无压痛的包块,位于眶深部的肿瘤可以引起眼突及运动障碍,甚至影响视力。呈浸润性生长,可发生转移,即使是病理学形态呈良性的,也可以发生转移。

【影像学检查】

与毛细血管瘤基本一致。形态大致比较规整,边缘有轻度的不规则。

1. CT 检查 病变呈等密度,密度均匀,常无钙化、出血、囊样坏死区,邻近骨质可有压迫吸收,破坏不明显。

2. MRI 检查 呈略长 T_1、长 T_2 信号影,信号不均匀,肿瘤周边可见信号流空影,强化后略强于毛细血管瘤,强化不均匀。如果是恶性血管内皮细胞瘤,可以出现眶骨壁的破坏。

【组织病理学表现】

可以分为 4 型:上皮样细胞型血管内皮瘤;梭形细胞型血管内皮瘤;Kaposi 型血管内皮瘤;血管内乳头状血管内皮瘤,亦可以混合存在。由不同发展阶段的血管内皮细胞构成,恶性血管内皮细胞瘤,无包膜,呈浸润性生长,核仁较大,有异型性。临床当中经常需要与毛细血管瘤相鉴别,血管内皮瘤有原始血管腔,而毛细血管瘤则为成熟血管,此为鉴别要点。

【治疗】

手术切除。如果病理证实为恶性,术后进行放化疗。

六、静脉性血管瘤

【概述】

由静脉性血管所构成的瘤样团块。属于非扩张性静脉畸形性病变。是儿童时期常见的一种眼眶良性肿瘤。

【临床特征】

肿物多为单发,质软无压痛,边界不清,无包膜(图19-28)。可以有眼球突出,尤其是在低头或压迫颈静脉时,呈现体位性眼球突出。但是与眼眶静脉曲张不同,站立时没有眼球内陷。在形成血栓或静脉石后,可能引起瘤体内出血。由于是幼年期发病,常引起眶压增高,眶骨重塑,眶腔增大。肿瘤多发于眶内上方肌锥内,侵犯眶前部多见,累及眶尖少见,常于眼眶间隙生长。

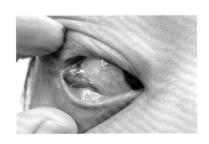

图 19-28 静脉性血管瘤外观像,颞侧结膜下可见暗红色血管瘤

【影像学检查】

1. B 超检查 眶内片状或管状无回声区,有轻度压缩性,部分有强的钙斑反射。眼彩超可见静脉性血流信号。

2. CT 检查 肿物密度不均,边界不清,形态不规则,与眼球壁呈铸造型可以充满眶内,向颅内蔓延。增强后明显强化。可能会见到静脉石。

3. MRI 检查 T_1 像呈中等信号,T_2 像呈高信号,增强后明显强化(图19-29)。如果瘤体内有出血,出血区在T_1、T_2像上均呈高信号。

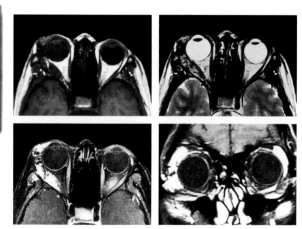

图 19-29　眶内静脉性血管瘤 MRI，右颞侧结膜及眶内不规则扁平肿物，累及泪腺、外直肌及颞窝，深达眶尖。T_1WI 呈不均匀中低信号，T_2WI 呈高低混杂信号，明显强化，其间可见多发点团状未强化区

【组织病理学表现】

静脉血管异常堆积，管壁厚薄不均，可伴有散在的平滑肌纤维和脂肪组织。

【治疗】

密切观察或手术切除。由于病变与周围组织粘连紧密，故手术适应证的选择需慎重。术中小心暴露瘤体，先在血管内注入适量医用胶，待瘤体凝固后再行切除，以期尽可能切除瘤体，减少术中出血。如果病变反复发作，可以考虑进行外放疗或伽马刀治疗。

七、动脉瘤

【概述】

原发于眼眶的动脉瘤非常罕见，临床中仅见的病例是动脉瘤样骨囊肿。多是静脉回流受阻，导致静脉压升高，血管扩张，引起骨质破坏，形成囊肿，并且在周边形成反应性骨增生。

【临床特征】

患者多为偶然发现肿物,临床怀疑良性骨肿瘤,影像学检查怀疑本病。

【影像学检查】

1. CT检查　密度不均匀,其间夹杂分隔的骨脊,边缘光滑,增强扫描强化明显。

2. MRI检查　T_1像呈等信号,T_2像呈高信号,信号不均匀。增强后强化明显。

【组织病理学表现】

可见血管扩张、增生、充血,呈现海绵状血管瘤样病变,部分区域间质可见增生的骨组织。

【治疗】

术前先行DSA检查,如有可能,可行介入治疗或栓塞供血血管主干。必要时可手术切除,术中小心暴露瘤体,加强止血,并且做好输血准备。

八、眼眶静脉曲张

【概述】

是一种先天性发育异常,眼眶静脉呈畸形扩张。在眼眶血管畸形疾病中较为常见。可以分为原发性和继发性。原发性较为常见,属于先天发育异常。继发性是由于各种因素引起眶内静脉灌注增加导致的静脉迂曲扩张。

【临床特征】

眼球突出程度随体位变化而变化,是其特征性表现(图19-30)。压颈或低头后病变体积增大,眼球凹陷和眼球突出共存,尤其是在压迫颈静脉后表现更明显。可以出现瘤体内自发破裂出血。部分患者伴随有视力下降。

【影像学检查】

检查时需要压颈,以便清楚显示病变范围。

1. B超检查　可见小范围无回声区,压颈后,无回声区扩大,不伴随有搏动性。眼彩超检查,压颈后可见红色血流信号,松开后可见蓝色血流信号。

2. CT检查　肿物密度不均,边界不清,形态不规则。可能会见到静脉石。压颈后,可以见到肿物体积明显增大。

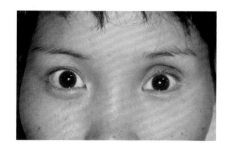

图 19-30　静脉曲张外观像,直立位左眼球凹陷

3. MRI 检查　T_1 像呈中等信号,T_2 像呈高信号,在脂肪抑制像中呈现高信号,如果伴随出血,可见液平面(图 19-31)。

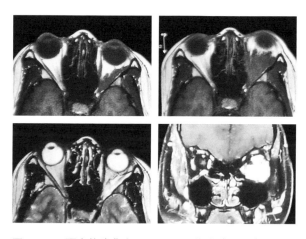

图 19-31　眶内静脉曲张 MRI,颞下肌锥内外至眶尖不规则肿物,加压后明显扩大。T_1WI 呈低信号,T_2WI 呈高信号,明显强化

【组织病理学表现】

病变内可能混杂有扩张的静脉管腔,多数的畸形血管,甚至是呈蜂窝状的血管扩张。可以有钙化的静脉石。

【治疗】

由于病变与周围组织粘连紧密,无明显的边界,故手术适应证的选择需慎重。如无明显必要,建议最好暂时观察。如果决定手术,则需要在术中认真止血,谨慎操作,避免损伤其他重要神经或组织。在管腔内注入医用胶,将病变组织固化,再行手术剥离,手术讲求方法与技巧,需要有经验的医师来进行,以避免由于盲目操作导致不可预测的后果。

九、动静脉畸形

【概述】

动静脉直接交通,形成动静脉缠绕的血管瘤,在眼眶非常罕见。属于一种高流量性的血管畸形疾病,没有真正的毛细血管结构。

【临床特征】

瘤体可以触及搏动,是其特征性表现。局部组织膨隆,可以呈现紫红色,可以出现局部温度升高。常合并有全身其他部位的血管畸形。

【影像学检查】

1. CT 检查　形态多样的软组织密度影,肿物密度不均,边界不清,形态不规则。增强后明显强化,局部强化不均匀。可以见到增粗的供血动脉,眼上静脉作为引流静脉增粗,可见瘤样扩张的血管影。

2. MRI 检查　由于血流速度快所导致的流空效应,T_1 像和 T_2 像呈低信号。

【组织病理学表现】

动脉静脉血管缠绕成团,管壁厚薄不均。

【治疗】

手术切除。由于病变与周围组织粘连紧密,边界不清,术中出血多,需边烧灼边切除。如果主要供血动脉非常粗大,可以考虑介入治疗堵塞血管。如果病变反复发作,可以进行放疗。

十、海绵窦瘘

【概述】

海绵窦瘘是颈动脉与海绵窦之间形成的一种异常动静脉交通，可以分为高流量直接瘘和低流量间接瘘。高流量瘘多是由于外伤或手术引起，低流量瘘多是自发形成。

【临床特征】

患者多是因为眼球充血、水肿、眼球突出运动受限而就诊。海绵窦压力升高，眼眶静脉回流受阻，眶周眼睑静脉扩张，组织水肿，结膜充血，眼压升高，眼球突出，压迫视神经视力下降（图19-32）。可以有搏动性突眼，额部杂音。其中，结膜充血水肿、眼球突出、搏动性杂音是其三大特征性表现。

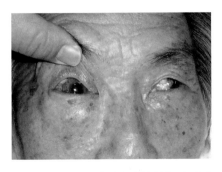

图 19-32 颈动脉海绵窦瘘外观像，有眼球轻度突出，球结膜血管明显迂曲扩张

【影像学检查】

1. 彩超检查　眼上静脉扩张，可见搏动及血液逆流（图19-33）。

2. CT检查　眼球突出，静脉迂曲扩张，海绵窦扩张。

3. MRI检查　眼球突出，静脉迂曲扩张，海绵窦扩张。

4. 数字减影血管造影（DSA）　目前是本病诊断的金标准，可以准确显示窦口位置、大小、数目，瘘口的动脉血

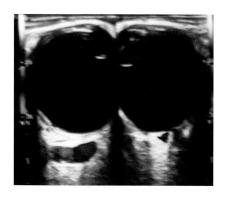

图 19-33 颈动脉海绵窦瘘 CDI,右眼上静脉明显增粗,可见搏动及血液逆流

流情况,供血动脉,静脉引流方式,脑动脉环状态和血管异常等,从而有助于选择最佳治疗方式。

【治疗】

多数需行血管内介入栓塞治疗,以封闭瘘口、恢复颈内动脉。

通畅、保护视力以及改善脑部供血(图 19-34),部分低流量瘘可通过压颈训练自愈。

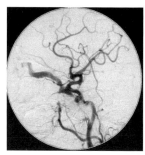 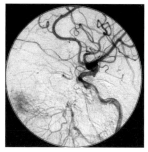

图 19-34 颈动脉海绵窦瘘,栓塞前右侧海绵窦扩张,眼上静脉增粗;栓塞后海绵窦及眼上静脉不显影

(葛 心 史季桐)

第三节 神经源性肿瘤

一、施万细胞瘤

【概述】

施万细胞瘤又称为神经鞘瘤,是一种包膜完整、生长缓慢的良性肿瘤,占所有眼眶肿瘤的 1%~3%。神经鞘瘤可见于任何年龄,其中以 20~50 岁成人多见,男女患病情况无明显差异。

【临床特征】

神经鞘瘤多为良性肿瘤,主要表现为缓慢进展的、无痛性的眼球突出,眼球突出的方向与肿瘤在眼眶内的位置有关,肿瘤通常位于肌锥内、眼眶上方,表现为轴性眼球突出或向下方移位。肿瘤压迫视神经可引起视力下降,视盘水肿,压迫眼球可出现脉络膜褶皱。恶性神经鞘瘤多伴有疼痛、眶周知觉减退、上睑下垂、眼球运动障碍等症状。

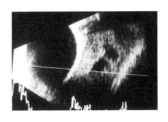

图 19-35 眶内神经鞘瘤 B 型超声,球后肿瘤,边界清晰,内回声不均匀,瘤体内可见低回声暗区

【影像学检查】

1. B 超 主要表现为肌锥内或肌锥外的椭圆形或葫芦形肿物,边界清晰,回声中等,可见低回声暗区(图 19-35)。

2. CT 神经鞘瘤呈等密度,其内可有低密度区,增强后不均匀强化(图 19-36)。

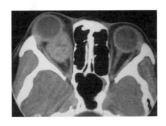

图 19-36 眶内神经鞘瘤 CT 水平位,球后团块状软组织肿瘤,边界清晰,欠均质,可见多个低密度区

3. MRI　眼眶神经鞘瘤在 T_1WI 中显示中等强度信号,在 T_2WI 中呈中高混杂信号,增强后肿瘤的实体细胞区明显强化,囊变区无明显增强(图 19-37)。有时肿瘤边缘可见一粗细不一的条索影,为与其相连的神经(图 19-38,图 19-39)。

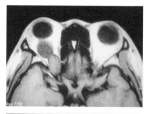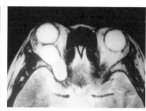

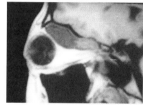

图 19-37　眶内神经鞘瘤 MRI,位于眶顶,呈葫芦状,前部为囊样变区,后部为实性区。T_1WI 前部为低信号,后部等信号并可强化,T_2WI 呈高信号

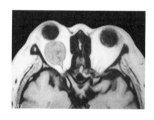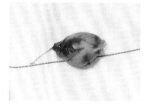

图 19-38　眶内神经鞘瘤 MRI,瘤体后部可见"小尾巴"

图 19-39　眶内神经鞘瘤大体标本,有神经与瘤体相连

【组织病理学表现】

神经鞘瘤包膜完整,呈圆形或椭圆形,其内可有囊性变或小灶状出血。神经鞘瘤是施万细胞的良性增殖,在同一肿瘤内可以存在多种变异。

【治疗】

眼眶神经鞘瘤的治疗以手术切除为主。位于眼眶前

部的神经鞘瘤多采用前路开眶治疗,位于眶中、后部的肿瘤多采取外侧开眶或联合内侧开眶。如完整摘除肿瘤风险较高,也可在暴露瘤体后切开包膜,先取出囊内肿瘤,再酌情将包膜切除,术后反复冲洗干净。

良性眼眶神经鞘瘤的预后较好,大部分肿瘤可完整切除不复发。部分患者解除肿瘤对眼球的压迫后,视力可有不同程度的恢复。恶性神经鞘瘤预后欠佳,多因颅内蔓延或远处转移而死亡。

二、脑膜瘤

【概述】

脑膜瘤是一类起源于脑膜蛛网膜的良性肿瘤,常可累及眼眶。视神经鞘脑膜瘤和蝶骨嵴脑膜瘤是对眼眶影响最为重要的两种类型,还有一些罕见的异位性脑膜瘤可位于眼眶的内侧、上方或外侧壁。20岁和50岁为两个高发病年龄阶段,女性较多见。

【临床特征】

视神经鞘脑膜瘤的患者通常出现"四联症":视力下降、渐进性、无痛性眼球突出,视盘水肿性萎缩以及可见视盘睫状静脉。

蝶骨嵴脑膜瘤早期表现为慢性进行性的眼球突出和颞窝饱满,随着肿瘤侵犯至视神经管可出现视力损伤。

【影像学检查】

视神经鞘脑膜瘤在增强 CT 和 MRI 上可见视神经增粗,并呈现明显的"双轨征"(图19-40,图19-41)。蝶骨嵴脑膜瘤 CT 检查对于肿瘤内的钙化灶以及骨质增生观察得更为清楚(图19-42);在 MRI 上,肿瘤沿蝶骨嵴两侧蔓延,可累及颞窝,在 T_1WI 上多呈低信号,在 T_2WI 上呈中等偏高信号,增强后可明显强化(图19-43)。

【组织病理学表现】

病理组织结构呈多样性,可分为上皮型、混合型、血管型及纤维型等。

【诊断依据】

脑膜瘤特征性的影像学表现有助于脑膜瘤的诊断。

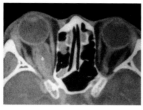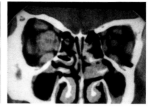

图 19-40　视神经鞘脑膜瘤 CT,右侧视神经增粗,可见双轨征

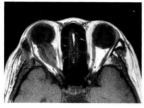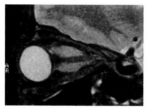

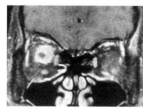

图 19-41　视神经鞘脑膜瘤 MRI,右侧视神经增粗,可见双轨征。T_1WI 呈等信号,T_2WI 呈高信号,明显强化

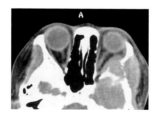

图 19-42　蝶骨大翼脑膜瘤 CT,蝶骨大翼骨质部分缺损,相邻眶内扁平软组织肿瘤,颅内及颞窝肿瘤看不清

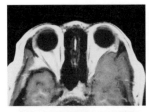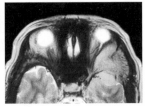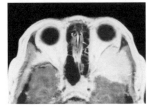

图 19-43 蝶骨大翼脑膜瘤 MRI,蝶骨大翼周围眶内、颅内及颞窝肿瘤,T_1WI 呈等信号,T_2WI 呈高信号,明显强化

组织病理学检查可以明确诊断。

【治疗】

对于视力≥0.1 的视神经鞘脑膜瘤可以随访观察。若患眼已经失明或肿瘤向颅内蔓延的视神经鞘脑膜瘤,或者原发于颅内延伸入眼眶的脑膜瘤通常采取手术切除。肿瘤侵犯邻近重要组织而不能完整切除的脑膜瘤,可以选择局部手术切除,术后辅以放疗。颅内受累的视神经鞘脑膜瘤或蝶骨嵴脑膜瘤需与神经外科联合手术。脑膜瘤整体呈进展趋势,但肿瘤生长缓慢,极少快速发展。放疗在一定程度上可以减缓肿瘤的生长。

三、视神经胶质瘤

【概述】

视神经胶质瘤起源于视神经内的神经胶质,是最常见的视神经肿瘤,占所有眶内肿瘤的 4%~6%,多为良性肿瘤。视神经胶质瘤 75% 在 10 岁以内发病,90% 在 20 岁以下发病。恶性视神经胶质瘤常见于 40~50 岁男性。约有 50% 视神经胶质瘤的患者合并 I 型神经纤维瘤病。

【临床特征】

视路前部的视神经胶质瘤主要表现为无痛性进行性视力下降和眼球突出,视力下降多发生于眼球突出之前

（图 19-44）。肿瘤位于颅内的患者，可出现头痛、呕吐、眼球运动神经障碍及颅内压增高等症状，还可出现相应部位的视野缺损。

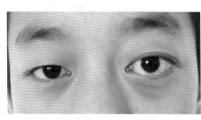

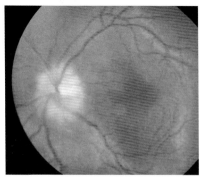

图 19-44　视神经胶质瘤外观像及眼底像

恶性视神经胶质瘤表现为视力迅速下降、视野缺损、视盘水肿或萎缩，以及眼眶疼痛。

合并 I 型神经纤维瘤病的患者可出现皮肤色素斑（牛奶咖啡斑）。

单侧发病可出现相对性传入性瞳孔传导阻滞。眼底检查可发现患侧视盘水肿或视盘苍白萎缩，以及视盘边缘视网膜-脉络膜吻合血管。

【影像学检查】

视神经胶质瘤受累的视神经呈管状、梭形、球状或偏心性增粗，向颅内蔓延者可见视神经管扩大。CT 平扫可呈等密度或低密度。MRI 检查对视神经胶质瘤的诊断优于 CT。MRI 平扫时 T_1WI 呈等或略低信号，T_2WI 呈等或略高信号,增强后肿瘤可呈轻度或明显强化,并可清晰看到肿瘤沿视神经向颅内蔓延的范围(图 19-45)。

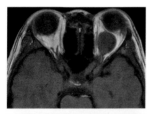
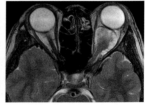
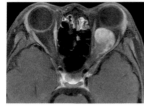

图 19-45　视神经胶质 MRI,视神经明显增粗,向后蔓延至管内段,T_1WI 呈低信号,T_2WI 呈中高信号,强化不均匀

【组织病理学表现】

90% 以上的视神经胶质瘤为低级别的星形胶质细胞瘤,病理为毛细胞性星形细胞瘤。恶性视神经胶质瘤病理为间变性星形细胞瘤或多形性胶质母细胞瘤。

【诊断依据】

视神经胶质瘤诊断的主要依据:①常发生于 10 岁以内儿童;②视神经呈梭形、管状或球状增粗,边缘清楚;③增强后增粗的视神经呈轻度至明显强化;④肿瘤在 MRI 上 T_1WI 呈低信号,在 T_2WI 呈高信号。

【治疗】

视神经胶质瘤治疗复杂且存在争议。对于无症状或症状无明显变化的患者可以选择定期复查 MRI,随访观察肿瘤的大小变化。对于病情进展,出现视力丧失、眼痛或不能接受的眼球突出时,可以考虑手术切除。累及视交叉和大脑的侵袭性肿瘤或手术切除后复发的肿瘤,可选择化疗、放疗或联合治疗。儿童视神经胶质瘤一般发展较慢,预后较好,其中合并Ⅰ型神经纤维病的患儿预后最好。而成人恶性视神经胶质瘤多呈侵袭性生长,死亡率较高。

四、神经纤维瘤

【概述】

眼眶神经纤维瘤占眼眶肿瘤的 0.5%~2.4%，可作为神经纤维瘤病的一部分，也可单独出现在眼眶。眼眶神经纤维瘤可分为孤立型、丛状型、弥漫型和切断术后神经瘤四种类型，其中弥漫型和丛状型的临床表现相似，最后一种类型眼眶发病较罕见。男女发病比例相同。丛状神经纤维瘤通常在 10 岁前发病。孤立型病变可能在 30~50 岁发病。丛状神经纤维瘤是涉及眼眶最常见的神经纤维瘤，多与 I 型神经纤维瘤病有关。

【临床特征】

丛状神经纤维瘤主要表现为眼睑肿胀，侵犯提上睑肌可引起上睑下垂，侵犯眼外肌可引起眼球运动障碍。

孤立型神经纤维瘤多表现为上睑或眼眶上部的局限性肿块，可能出现眼球突出、复视和视力下降。

全身皮肤可有牛奶咖啡斑，眼部可发现虹膜 Lisch 结节、单侧先天性青光眼以及眶骨的改变等体征（图 19-46）。

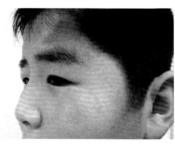

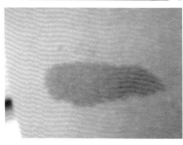

图 19-46 神经纤维瘤病外观像，面部及躯干牛奶咖啡斑

【影像学检查】

X线检查可发现眼眶眶腔扩大,表现为"空眶征"。孤立型神经纤维瘤在 MRI 上表现为边界清楚的圆形或梭形软组织肿块影,弥漫或丛状神经纤维瘤 CT 表现为边界不清楚的肿块影或散在结节状软组织影,向邻近组织延伸(图 19-47)。病变在 T₁WI 表现为等信号或不均匀的低信号,在 T₂WI 表现为高信号,增强后显示不同程度的强化(图19-48)。

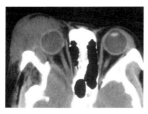
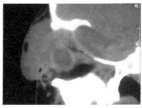

图 19-47 神经纤维瘤病 CT,眼睑、眶内、颞窝巨大不规则软组织肿瘤,边界欠清,蝶骨大翼骨质缺损,可见脑膜脑膨出

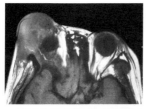
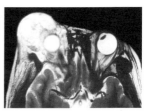
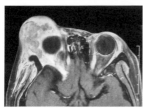

图 19-48 神经纤维瘤病 MRI,T₁WI 呈中低信号,T₂WI 呈高信号,明显强化

【组织病理学表现】

神经鞘细胞和成纤维细胞增生并交织成束。

【诊断依据】

影像学检查有助于辅助诊断,术后病理为诊断的金标准。

【治疗】

孤立型神经纤维瘤手术可完整切除肿瘤,术后较少复发。而丛状型和弥漫型神经纤维瘤病变弥散,侵犯范围广,手术难以切除干净,术后易复发,因此手术通常作为最后的手段,仅为改善患者的外观。本病对放疗及药物治疗反应不敏感。

【预后】

大部分患者眼部的美观性和功能性预后较差。

第四节　间叶性肿瘤

一、横纹肌瘤与横纹肌肉瘤

(一) 横纹肌瘤

【概述】

发生于心脏外的横纹肌瘤是一种非常罕见的良性肿瘤,主要由分化较好的横纹肌细胞组成。心脏外的横纹肌瘤好发于头颈部。文献报道该肿瘤常发生于儿童、青年。

【临床特征】

横纹肌瘤的临床表现没有特异性,患者常因肿瘤生长压迫周围组织而就诊,可表现为眼突、眼球活动受限等症状。

【影像学检查】

CT 常表现为边界清晰的均质肿块。周围骨质可因受压而出现变形,但不会出现骨质缺损。

MRI 表现为等 T_1WI,低 T_2WI 信号的均质肿块,有时由于血流速度快所导致的流空效应,T_1WI 和 T_2WI 呈低信号。

【组织病理学表现】

镜下可见肿块由分化较好的横纹肌细胞以及胶原基质组成。肿瘤细胞较大,细胞核居中,可分为成熟型横纹肌瘤、胚胎型横纹肌瘤、生殖系统横纹肌瘤以及心脏横纹肌瘤。

【治疗】

横纹肌瘤与周围组织分界清晰,常采用手术切除。该肿瘤极少见复发。

(二) 横纹肌肉瘤

【概述】

眼眶的横纹肌肉瘤好发于儿童,是儿童最常见原发于眼眶的恶性肿瘤。这种肿瘤生长速度快,恶性程度高,预后较差。本病多见于儿童,平均发病年龄约为 7~8 岁,无明显性别偏好。

【临床特征】

本病起病急,病程短,多为单侧发病。常见的临床表现为迅速发展的眼球突出,肿瘤在几天或几周内就可迅速生长。可伴有上睑下垂、眼睑红肿、球结膜水肿、患者可出现眼球转动困难的症状,有时可见明显的球形肿块(图19-49)。本病好发于眶上部。

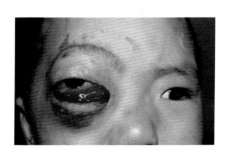

图 19-49　眶内横纹肌肉瘤外观像

【影像学检查】

横纹肌肉瘤 CT、MRI 可见边界清晰、均质软组织肿块(图 19-50)。当肿瘤内出现出血、坏死、囊变时可出现不均匀的现象。当肿瘤向周围组织侵犯时则边界不清,有时眼眶铸型(图 19-51)。可伴有骨质破坏,增强后不均匀中等或者显著强化。MRI 检查,T_1WI 可见低或等信号影,T_2WI

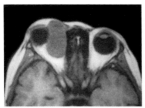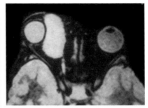

图 19-50　眶内横纹肌肉瘤 MRI，边界清晰，T$_1$WI 呈偏低信号，T$_2$WI 呈高信号

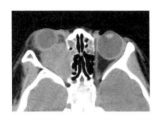

图 19-51　眶内横纹肌肉瘤 CT，肿瘤充满眶腔，眼眶铸型

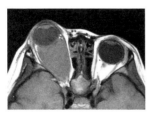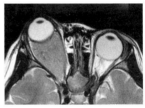

图 19-52　眶内横纹肌肉瘤 MRI，眼眶铸型，T$_1$WI 呈低信号，T$_2$WI 呈偏高信号

为高信号影，强化扫描可见中等强化（图 19-52）。

【组织病理学表现】

胚胎型横纹肌肉瘤主要由原始小圆形间叶细胞以及比例不一的横纹肌母细胞组成，原始小圆形间叶细胞胞质少，核染色质少，可见核分裂象。腺泡状横纹肌肉瘤主要是肿瘤细胞形成腺泡样。多形性横纹肌肉瘤由异形性明显的细胞组成，可见骨骼肌分化细胞。免疫组化通常可见 Desmin、MyoD、Myogenin 阳性。

【治疗】

一旦怀疑有横纹肌肉瘤的可能性,应尽快行 CT 或 MRI 检查并进行穿刺活检以明确诊断。也可尽早进行手术切除,术中做冰冻病理检查。术后及时进行放疗以及系统化疗。综合治疗虽然可以提高该病的治疗效果,尤其是胚胎型横纹肌肉瘤对放化疗敏感,缓解率较高(图 19-53,图 19-54),但是总体预后仍差,死亡率较高。

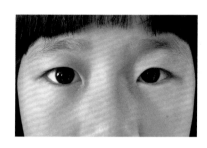

图 19-53　眶内横纹肌肉瘤放射性 [125]I 粒子植入术后 51 个月外观像

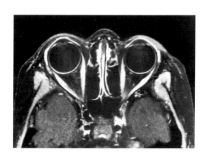

图 19-54　眶内横纹肌肉瘤放射性 [125]I 粒子植入术后 51 个月 MRI,未见复发

二、平滑肌瘤与平滑肌肉瘤

(一)平滑肌瘤

【概述】

平滑肌瘤是一种平滑肌细胞构成的良性肿瘤,较少

发生于眼内。眼内平滑肌瘤好发于睫状体及前部脉络膜部位。

【临床特征】

肿瘤多呈无痛性生长,患者多因视力下降或者体检时无意发现肿瘤而就诊。肿瘤压迫周围组织可出现相应的症状,可表现为无痛性眼突、复视以及视力下降,有的患者还会出现眼球运动障碍。

【影像学检查】

CT 可见均匀的高密度块状影,边界清楚,肿瘤内可见钙化灶。MRI 可见与肌肉信号相似的块状影。T_1WI 上为等信号,T_2WI 上为高信号,强化后可见不均匀增强。

【组织病理学表现】

在光镜下本病易与其他梭形细胞肿瘤混淆,因此应当进行免疫组织化学及电镜检查。肿瘤多呈圆形或者不规则的椭圆形,外包包膜,边界清晰。肿瘤主要由成熟平滑肌细胞组成,组织病理检查可见平滑肌细胞呈梭形,胞质嗜酸,肿瘤细胞异形性不明显。肿瘤细胞间可见少量纤维结缔组织。免疫组化检查可见平滑肌细胞部分对 SMA、波形蛋白呈阳性。

【治疗】

目前最常见的治疗方案为手术切除。

（二）平滑肌肉瘤

【概述】

平滑肌肉瘤是眼平滑肌细胞构成的恶性肿瘤,好发于子宫和胃肠道。眼眶平滑肌肉瘤常发于睫状体、虹膜等部位。原发于眼部的平滑肌肉瘤较为罕见,没有足够的数据分析其年龄、性别偏好,但文献报道的病例以成年女性多见。

【临床特征】

根据生长部位的不同,肿瘤引起的症状也有所不同。原发于眶尖的肿瘤首先会出现视力下降,患者还会出现眼球突出、眼球活动受限、眼睑肿胀的症状。

【影像学检查】

眼眶平滑肌肉瘤较为罕见。CT 可见密度不均匀块状影;MRI 检查可见 T_1WI 等信号影,T_2WI 呈低或稍高信号,增强后可见边缘明显强化。

【组织病理学表现】

平滑肌肉瘤为灰白色质脆肿物,多为不规则实性肿物,主要由梭形细胞呈团块状排列,胞质嗜酸,胞核深染,形态不规则,多见核分裂象。免疫组化检查可见标志性 mAb 标记阳性。

【治疗】

平滑肌肉瘤的诊断主要依靠组织病理学以及免疫组织化学,且平滑肌肉瘤的恶性程度较高,发展速度较快,因此一旦疑诊,应尽快取组织活检。确诊后应尽快手术,无法完全切除时也可以进行化疗后再行手术切除。术后根据病情决定是否需要放化疗。

三、脂肪瘤及脂肪肉瘤

（一）脂肪瘤

【概述】

脂肪瘤是一种脂肪细胞组成的良性肿瘤,多见于成年人,眼部脂肪瘤好发于眼睑。

【临床特征】

眶脂肪瘤的主要表现为无痛性缓慢生长的肿物导致的眼球非轴性突出、眼球运动受限,多为单侧发病。肿瘤质软光滑、有包膜,边界明显。肿瘤易向眶前部生长,有时可透过结膜看到淡黄色肿物。

【影像学检查】

肿瘤瘤体有包膜,边界清晰。CT 检查可见脂肪密度影,边界清晰、光滑。MRI 检查可见 T_1WI 高信号,T_2WI 略高信号的均质规则影,边界清晰,压脂像上呈均匀低密度影。

【组织病理学表现】

肿瘤主要由脂肪细胞组成,细胞呈圆形,光镜下因制片过程中脂肪溶解呈空泡状,细胞核被挤到一侧。肿瘤间质黏液变区域可见异型性明显的梭形细胞,胞质嗜酸,核圆形,无明显核分裂象。

【治疗】

手术切除是目前治疗脂肪瘤的主要方案。

（二）脂肪肉瘤

【概述】

脂肪肉瘤是一种由不同分化程度的脂肪组织细胞组成的恶性肿瘤，好发于成年人。该病易发于脂肪较多的组织，如腹膜后、四肢等，发生在眼眶的脂肪肉瘤非常罕见。可分为黏液型、多形型、圆细胞型以及分化良好型。

【临床特征】

临床表现无明显特异性，多为单眼发病，病情进展相对较快。主要表现为无痛性眼球突出，眶缘可触及橡皮样肿块。可伴有眼球活动受限、眼睑肿胀以及视力下降，有时可伴疼痛（图19-55）。

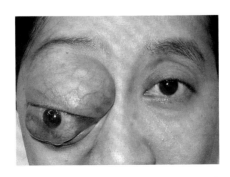

图 19-55　眶内巨大脂肪肉瘤外观像，眼球高度突出外下移位，上方眶内扣及软性肿块

【影像学检查】

CT 显示密度高于脂肪的不规则影，与组织学分化类型有关，分化良好的肿瘤密度接近脂肪。

MRI 表现与组织学分化类型有关。高分化的脂肪肉瘤 T_1 及 T_2 信号均为偏高信号，边缘不规则，明显强化（图19-56）。黏液型脂肪肉瘤 T_1WI 呈低信号，T_2WI 呈高信号，增强后明显强化。

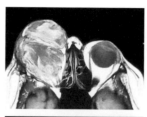
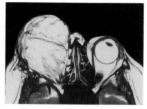
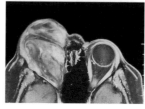

图 19-56 眶内巨大脂肪肉瘤 MRI,上方眶内巨大肿瘤,边界不清,T_1WI 呈高低混杂信号,T_2WI 呈高信号,不均匀强化

【组织病理学表现】

脂肪肉瘤为灰白色鱼肉状肿物,边界清晰,外包有假包膜,呈分叶状,肿瘤内可见坏死、出血灶。光镜下可见肿瘤主要由圆形肿瘤细胞组成,圆形细胞型可能为黏液型脂肪肉瘤的低分化形式。

【治疗】

手术切除是脂肪肉瘤的主要治疗方式。脂肪肉瘤以黏液型多见,黏液型脂肪肉瘤对化疗敏感,术后较少转移,但可复发。多形型和圆细胞型脂肪肉瘤以手术切除为主,但恶性程度相对较高,易发生全身转移。

四、软骨瘤与软骨肉瘤

(一) 软骨瘤

【概述】

软骨瘤是一种起源于软骨组织的良性肿瘤,好发于骨骼肌,原发于眼眶的软骨瘤非常罕见。眶软骨瘤好发于成年人,无明显性别偏好。

【临床特征】

软骨瘤生长速度缓慢,表现为无痛性进行性增大的肿物,患者可因为瘤体压迫周围组织出现相应的眼突、复视症状。

【影像学检查】

眼眶软骨瘤无典型的影像学表现,CT检查可见软组织密度肿块,病灶内部可见散在钙化影,边界清晰。MRI检查可见 T_1WI 中低信号影,T_2WI 高信号影。

【组织病理学表现】

肿瘤内可见软骨组织,伴有出血、钙化,细胞异型性低。

【治疗】

手术完全切除是眼眶软骨瘤的首选治疗方案,放化疗效果均不显著。只有极少数软骨瘤会转为恶性的软骨肉瘤。

(二)软骨肉瘤

【概述】

软骨肉瘤是一种常见的恶性肿瘤,起源于软骨样组织或软骨样骨。该肿瘤主要发生于骨组织,好发于四肢长骨与骨盆,发生在眼眶非常罕见。就目前的病理报道来看,眼眶软骨肉瘤好发于成年人,国外报道女性发病率大于男性,国内数据显示男性发病率较高。

【临床特征】

原发的眼眶软骨肉瘤主要临床表现为进行性突眼伴视力下降,患者还会出现不同程度的眼球运动障碍以及头痛、眼痛、复视的症状。根据肿瘤生长部位的不同,肿瘤还可压迫视神经表现出相应临床表现。

【影像学检查】

CT表现为软组织密度块状影,软组织内可见散在的软骨基质钙化,伴有周围骨组织破坏,增强扫描可见肿块不均匀强化。MRI表现为 T_1WI 等信号或低信号,T_2WI 高信号,瘤体内可见钙化灶。典型的软骨肉瘤增强后可见边缘及间隔明显强化(图19-57)。

【组织病理学表现】

肿瘤细胞形成的软骨基质周边可见软骨钙化,光镜下肿瘤细胞呈圆形或梭形,细胞核异质性明显,呈分叶状生长。免疫组化显示S-100、Vim阳性,SMA、EMA阴性。

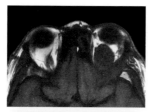
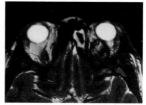
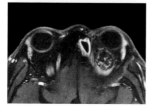

图 19-57　眶内间叶性软骨肉瘤 MRI, T$_1$WI 呈低信号, T$_2$WI 呈高低混杂信号, 花斑状强化

【治疗】

大部分软骨肉瘤对放疗及化疗不敏感, 手术完全切除是该病最有效的治疗方式, 但是因为肿瘤的侵袭性较强, 手术常难以完全切除, 因此放化疗配合手术切除是本病最常见的治疗方案。

五、骨瘤及骨肉瘤

（一）骨瘤

【概述】

骨瘤是一种生长缓慢的良性肿瘤, 主要发生在中面部的空腔和骨骼。鼻窦骨瘤多在进行放射学检查时而被偶然发现, 通常无症状。根据临床和放射学检查结果诊断为眼眶骨瘤的患者, 经组织病理学证实, 原发于眶内的骨瘤是极为罕见的。骨瘤可发生在从青少年到老年人的各个年龄段, 起源于额窦、筛窦以及其他眶周骨的骨瘤可延伸至眼眶。

【临床特征】

眼眶骨瘤可发生于任何年龄, 无性别差异。眼眶骨瘤影响骨皮质, 它的增长潜力有限。症状和体征取决于骨瘤的大小和位置, 可以无任何症状, 若侵犯至眼眶可表现为局部症状和体征, 如眼球突出和眼球移位, 还可引起疼痛。

若累及视神经管可导致视神经萎缩、视力丧失。在上方或鼻侧眶缘可触及坚硬肿物,肿物可堵塞鼻窦的开口,造成慢性鼻窦炎和继发性黏液囊肿。

【影像学检查】

1. CT检查　可见有柄或无柄的骨性密度肿物,起源于正常骨,通常为额骨或筛骨(图19-58)。象牙质型眼眶骨瘤的表现与骨组织相似,纤维型通常为低密度,类似骨纤维异常综合征。

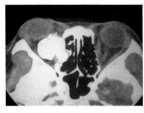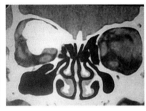

图19-58　眶内骨瘤CT,右眶内上壁骨密度肿瘤,边界清晰,表面欠光滑,有蒂与骨壁相连

2. MRI检查　对骨瘤的显示通常不如CT清晰。

【组织病理学表现】

在病理学上,眼眶骨瘤通常被分为三类:象牙质型、骨松质型和纤维型。一般认为象牙质型成熟度最高,纤维型成熟度最低,纤维型可能是骨化性纤维瘤和骨纤维异常综合征合并发展所致。组织学上,骨瘤由新形成的骨样骨组成,周围有血管化的纤维组织。

【治疗】

小的无症状的骨瘤可保守治疗,且定期复查。大的有症状的骨瘤可手术切除,手术时小心操作,避免造成脑脊液漏。侵犯视神经管的蝶骨骨瘤应早期手术治疗。常见的鼻上方部位病变可采用鼻上方皮肤切口,也可通过经鼻内镜手术切除肿物。

(二)骨肉瘤

【概述】

骨肉瘤和所有肉瘤一样,是一种起源于间质的肿瘤,是最常见的原发性恶性骨肿瘤,好发于儿童以及青年人,常起源于长骨,很少起源于平坦的头盖骨。骨肉瘤可以原发累及眶骨,也可继发于视网膜母细胞瘤放疗后。

【临床特征】

骨肉瘤通常表现为疼痛,肿胀以及功能障碍。原发性眼眶骨肉瘤一般为急性起病,可有单侧眼部疼痛,眼球突出及移位,眼睑和球结膜水肿等表现,呈进行性发展。当肿瘤起自筛骨或额骨时,肿物使眼球向外侧或向下方移位,而肿瘤来自蝶骨翼者则仅产生眼球突出而不可触及肿块。

【影像学检查】

1. X线检查　可见眶骨骨质硬化,伴有骨质破坏,周围可见软组织肿块。

2. CT及MRI检查　常显示不规则的、具有侵袭性破坏性的骨肿瘤,可有钙化灶并侵及相邻软组织(图19-59)。CT主要显示病灶的骨性范围,而MRI可更好地显示软组织(图19-60)。

【组织病理学表现】

眼眶骨肉瘤是由恶性梭形细胞组成,伴有细胞核浓染以及众多有丝分裂象。骨样和新生骨较为明显,在许多病例中,肿瘤基质含有软骨和纤维瘤样成分及许多血管,薄壁的窦状间隙内可含有瘤细胞。成骨性骨肉瘤质地较硬,溶骨性骨肉瘤质较软。

【治疗】

骨肉瘤的治疗难度较大,临床上主要的治疗方法为

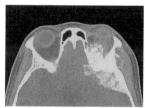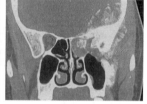

图19-59　眶内骨肉瘤CT,蝶骨大翼骨质增生破坏,累及眶内、颅内、颞窝及筛窦,可见"日光"样骨放射

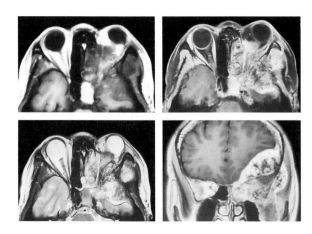

图 19-60　眶内骨肉瘤 MRI, 眼眶、颅内、颞窝及筛窦不规则肿瘤, T_1WI 及 T_2WI 呈高低混杂信号, 强化明显, 不均匀, 其内可见大量不规则低信号区

广泛手术切除, 术后可根据病理学结果进行辅助化疗或放疗, 但患者预后通常较差, 以往的大多数患者尽管进行了治疗, 但最终死亡。

六、纤维瘤与纤维肉瘤

(一) 纤维瘤

【概述】

纤维瘤多见于皮下, 生长缓慢, 大多边缘清晰、表面光滑、质地较硬、可以推动。若混有其他成分, 则称为纤维肌瘤、纤维腺瘤、纤维脂肪瘤等。眼眶纤维瘤是良性的, 边界清晰的肿瘤, 可能来自眼外肌膜、眶周和筋膜鞘, 由梭形细胞和纤维间质交织构成, 分化程度高。虽然之前认为较常见, 但随着纤维瘤的特定诊断标准的出现, 患病率已显著降低。大多数病变出现在老年患者中, 无性别差异, 其特征是生长缓慢。

【临床特征】

眼眶区域的纤维瘤通常表现为眼眶前部明显的质硬的肿物, 可造成眼球突出或眼球移位, 病变也可向前扩展到结膜组织,而表现为不规则的黄白色肿物。

【影像学检查】

在临床表现以及 CT 或 MRI 检查中,眼眶纤维瘤主要表现为眼眶前部实性、边界不规则肿物。很难单独通过临床表现做出诊断,多通过活检或完整切除后的组织病理学检查明确。

【组织病理学表现】

在病理学上,纤维瘤主要由长的、呈典型束状成纤维细胞组成,并被丰富的胶原纤维广泛地分隔,病变内一般无炎性细胞,这对于鉴别纤维瘤和眼眶特发性硬化性炎症很有帮助。

【治疗】

和大多数原发性局限性眼眶软组织肿瘤一样,眼眶纤维瘤很难做出临床诊断。最佳治疗方法是将肿物完整手术切除,切除不完全可造成复发。通过眼眶 CT 或 MRI 可明确肿物大小和位置,以确定手术入路。

(二) 纤维肉瘤

【概述】

纤维肉瘤是一种生长缓慢,但有局部侵袭性的恶性肿瘤,可在任何性别及年龄中发病,最常见于四肢的深层软组织,很少出现在眼眶。而原发于眼眶的纤维肉瘤可见于儿童及年龄较大的成人,女性较多见,一般不发生转移或转移较晚。纤维肉瘤可原发于眼眶,也可表现为自鼻腔或鼻窦侵袭而来的眼眶继发性肿瘤,也可发生于视网膜母细胞瘤眼部放疗后。

【临床特征】

原发性眼眶纤维肉瘤可表现为进展性肿物,常位于肌锥外间隙。原发性先天性纤维肉瘤的患儿出生后即可表现为显著的眼球突出,继发性眼眶纤维肉瘤患者常在中年表现出鼻窦以及眼眶疾病的症状及体征,可触及肿物并有明显触痛,常出现视力下降、眼球突出、眼球运动障碍、鼻塞以及鼻出血等。

【影像学检查】

眼眶 CT 及 MRI 多可显示不规则的、边界相对清晰的软组织肿物,可发生在眼眶的任何部位。CT 可显示眶壁的骨质破坏,而 MRI 可准确显示病变的范围及与邻近结构的关系。

【组织病理学表现】

眼眶纤维肉瘤由不成熟的成纤维细胞以人字形排列组成,有明显的核分裂象。利用电镜以及免疫组织化学技术,按照以往的标准可明确该肿瘤为成纤维细胞的本质,并可帮助鉴别纤维肉瘤和其他梭形细胞肿瘤如横纹肌肉瘤、神经鞘瘤以及纤维组织细胞瘤。

【治疗】

眼眶纤维肉瘤主要采用手术治疗,依肿瘤范围和临床生物学行为的不同,可作局部大范围切除,必要时与鼻科或头颈外科联合手术。分化差的肿瘤预后极差,因局部手术治疗不能取得预期的效果。纤维肉瘤对放疗不敏感,放疗仅作为姑息治疗用于那些无法手术者。术前化疗没有显著效果,不作为常规使用。术后可行周期性联合化疗,化疗方案为骨肉瘤的化疗方案,可在高危病例和年龄大的患者中进行尝试。

七、纤维组织细胞瘤

【概述】

纤维组织细胞瘤起源于间充质组织,是由成纤维细胞以及组织细胞组成的新生物,通常发生在四肢的皮下组织。纤维组织细胞瘤可以是良性、局部侵袭性或恶性的肿瘤,如果不完全切除,良性病变可以变成恶性。眼眶纤维组织细胞瘤根据肿瘤的位置,通常表现为眼球突出,伴有各种形式的眼球功能障碍。一般为中年发病,男女性别无差异,通常起病隐匿、缓慢。为恶性时可迅速出现复视、疼痛、肿胀和眼球运动受限。

【临床特征】

可表现为单发的眼眶肿物,进展缓慢,造成无痛性眼球突出或运动障碍,症状类似于其他眼眶良性肿瘤。这种肿瘤可发生在眼眶的任何部位,通常局限于眼眶软组织内,罕见侵犯眼球。

【影像学检查】

眼眶 CT 扫描显示眶内肿块,边界清晰,但是恶性肿瘤浸润性更强,MRI 示 T_1WI 为等信号,T_2WI 为高信号。这两种检查可见边界清晰的软组织肿物,与神经鞘瘤或海绵状血管瘤相似。病变很少侵及骨或延伸至颅腔。

【组织病理学表现】

纤维组织细胞瘤主要由增殖的成纤维细胞以及组织细胞组成,形成一个典型的席纹样结构,并伴有数量不等的炎性细胞、泡沫细胞以及噬铁细胞。该肿瘤可能起源于多潜能性细胞,有分化成为成纤维细胞或组织细胞的潜能。免疫组化研究的有效性使间充质肿瘤的分类更加准确。

【治疗】

治疗方式一般为将肿物连同包膜完全切除。组织学与预后密切相关。如果良性或局部侵袭性肿瘤完全切除,预后通常良好。但肿瘤不完全切除可导致复发,复发可以恶变。

第五节 眼眶淋巴组织增生性、白血病性及组织细胞性病变

一、反应性淋巴细胞增生

【概述】

眼眶和眼附属器的淋巴增生性病变通常分为良性反应性淋巴增生,交界性和恶性淋巴增生。各种损伤和刺激引起的淋巴细胞和组织细胞反应性增生称为淋巴反应性增生。损伤及刺激因素可有很多,如细菌、病毒、毒物、代谢的毒性产物、变性的组织成分及异物等,都可成为抗原或致敏原刺激淋巴组织引起反应。淋巴病变包括从良性到恶性的一系列病变。即使是良性淋巴增生,也意味着将来在身体某个部位有发生淋巴瘤的风险。这些损伤可能发生在眼眶或结膜下区域,并倾向于在周围形成。多发于老年人,多无性别差异。

【临床特征】

可表现为无痛、慢性进行性、眼眶前部单侧或双侧肿物,常可在眼睑或结膜触及韧性肿物,很少出现眼球运动或视觉障碍。

【影像学检查】

CT 和 MRI 显示卵圆形或者长形的肿物,常与邻近的眼眶结构融合,中等程度的增强。病灶通常局限于软组织,很少侵及骨。MRI 可显示肿瘤的范围,但不易将眼眶炎症、淋巴瘤分开。PET-CT 扫描可用于寻找身体其他部位的淋巴病变。

【组织病理学表现】

大多数为 B 细胞类型。反应性淋巴增生特征性表现为小圆形淋巴细胞和浆细胞呈多形态性排列,常存在有丝分裂活跃的生发中心。

【治疗】

病变需要活检以确定其是良性还是恶性,通常需要行切开或切除活检,最好通过影像学检查确定活检位置。应确保切除足够的组织量以进行免疫组织化学和流式细胞学检查。即使是良性淋巴增生的病人,也必须在未来几年内进行系统的观察。

二、淋巴瘤

【概述】

眼眶淋巴瘤占眼附属器淋巴瘤的 50%~60%。绝大多数眼眶淋巴瘤来自 B 细胞(97%),其中结外边缘区 B 细胞淋巴瘤(mucosa-associated lymphoid tissue,MALT)(59%)是最常见亚型,其次是弥漫性大 B 细胞淋巴瘤(diffuse large B-cell lymphoma,DLBCL)(23%)、滤泡性淋巴瘤(9%)和套细胞淋巴瘤(5%)。眼眶淋巴瘤主要是老年人的疾病。性别分布根据淋巴瘤亚型而异。组织病理学亚型和疾病的临床分期是预后的最佳指标。低度恶性淋巴瘤如 MALT 和滤泡性淋巴瘤具有良好的预后,而高度恶性淋巴瘤(弥漫性大 B 细胞淋巴瘤和套细胞淋巴瘤)与预后不良有关。治疗孤立性低度恶性淋巴瘤时,放疗是首选,而对于播散性和高度恶性淋巴瘤,应选择伴或不伴放疗的化疗。

【分类】

淋巴瘤分为 2 大类,即霍奇金淋巴瘤(Hodgkin lymphoma,HL)和非霍奇金淋巴瘤(non-Hodgkin lymphoma,NHL)。HL 是 B 淋巴细胞来源,而 NHL 是由 B 细胞淋巴瘤、T 细胞淋巴瘤和 NK 细胞淋巴瘤(NK/T-cell lymphoma,NKTL)组成的不同克隆起源的异质淋巴瘤组,并且每种类型可以进一步细分。B 细胞淋巴瘤构成超过 85% 的淋巴肿瘤。HL 和不同的 NHL 都可以作为结外淋巴瘤在眼眶中出现。

【临床特征】

眼眶淋巴瘤患者经常诉说各种症状,许多患者也可能有几种不同的症状。总的来说,眼眶淋巴瘤最常见的症状是眼球突出,特别是 B 细胞淋巴瘤。因此,对于出现突眼特别是单侧突眼的患者,被怀疑为恶性肿瘤时应尽快进行 CT 或 MRI 检查(图 19-61,图 19-62)。其他常见的症状有眼球运动受限、肿胀、疼痛、眼睑下垂、视力变化、复视、眼球移位或水肿。全身症状有发烧、盗汗或体重减轻等,但只有 8% 的 B 细胞淋巴瘤患者具有此症状。T 细胞淋巴瘤的患者中,突眼是最常见的症状。NKTL 患者中,最常见的症状是肿胀或“肿瘤”。20% 的 T 细胞淋巴瘤患者有全身症状。

【影像学检查及诊断】

眼眶淋巴瘤的诊断主要基于活组织检查的组织病理

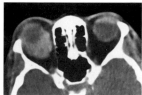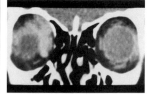

图 19-61　眶内 MALT 淋巴瘤 CT,球后及球旁不规则软组织肿瘤,包绕眼球

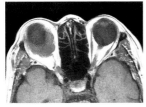
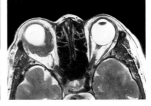
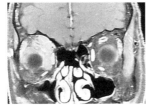

图 19-62　眶内 MALT 淋巴瘤 MRII,T₁WI 及 T₂WI 呈等或低信号,明显强化

学检查,但在此之前必须要有完整的眼科检查以及一般检查。如果怀疑有眼眶肿瘤,则需要进行影像学检查,如 CT 或者 MRI,以确定肿瘤的大小和解剖位置(图 19-63~ 图 19-65)。在确定眼眶肿瘤后,进行活组织检查对于确认诊断和进行亚型分类,是至关重要的。活检应采用开放式活组织检查,而细针穿刺通常不足以诊断。进一步分期是基于全面的系统检查,包括全身 CT 或者 MRI,必要时可以进行骨髓活检。

淋巴瘤亚型的分类是基于形态学检查,包括标本福尔马林固定、石蜡包埋和苏木精 - 伊红染色。进一步检查免疫组织化学特征,涉及测试针对 CD3,CD5,CD20 和

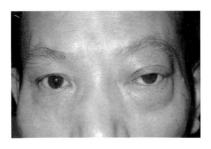

图 19-63　眶内弥漫大 B 淋巴瘤外观像

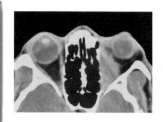

图 19-64　眶内弥漫大 B 淋巴瘤 CT，左眶内侧不规则软组织肿瘤，呈浸润性生长，与内直肌分界不清

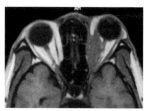
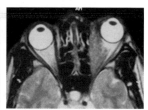

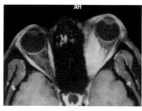

图 19-65　眶内弥漫大 B 淋巴瘤 MRI，T_1WI 及 T_2WI 呈等信号，明显强化

CD79α 的抗体以区分 B 细胞和 T 细胞淋巴瘤。就进一步的亚分类而言，测试 B 细胞淋巴瘤针对 BCL2，BCL6，CD10，CD23，CD30，细胞周期蛋白 D-1，MUM-1 和 κ 和 λ 轻链的抗体。T 细胞淋巴瘤的免疫组化检查，涉及针对 CD4，CD8，CD30，CD56 抗体的测试，间变性淋巴瘤激酶 1，TIA，和端粒酶 B。

【分期】

Ann Arbor 分期系统最初是为 HL 的临床分期，但现在也被用于 NHL 的临床分期。分期系统包括 4 个阶段，将以下特征考虑在内：淋巴结和结外淋巴瘤位点，淋巴结受累区在膈肌一侧或两侧，和转移性扩散。

【治疗】

眼眶淋巴瘤的治疗必须根据组织学类型、疾病分期、临床表现和视功能等情况综合制订。

1. 手术治疗　多数眼眶淋巴瘤弥漫性生长,术后复发率高。尤其出于对保留眼部功能的考虑,手术不作为首选治疗方法,但是手术获得的组织样本进行病理学诊断,对下一步治疗有指导作用。

2. 放射治疗　是眼眶淋巴瘤的重要治疗方法,适用于各种分期和类型的眼眶淋巴瘤(尤其是 MALT 和 Ann Arbor 分期为 I / I E 期的淋巴瘤患者),放疗剂量根据肿瘤分级和类型决定。眼眶淋巴瘤对放疗敏感,一般采用低剂量放疗(36~40Gy),也可在行化疗或免疫疗法后行放射治疗进行巩固治疗。

3. 化学治疗　用于病变广泛转移的患者,包括 MALT 淋巴瘤 II 期及以上患者。由于眼眶淋巴瘤通常局限于原发区域,很少用到化学治疗。只有恶性度很高的 DLBCL,为防止中枢神经系统转移,应行预防性化学治疗。眼眶淋巴瘤化学治疗可单独用利妥昔单克隆抗体,或结合使用环磷酰胺、阿霉素、长春新碱和泼尼松。

4. 免疫疗法

(1) 干扰素 a:尽管系统性淋巴瘤常用到,但很少用于眼眶淋巴瘤。

(2) 利妥昔单克隆抗体:是最常见的 B 细胞阳性单克隆抗 CD20 抗体,通过抗体引导破坏 CD20(+)B 细胞。对初次治疗者效果较好,但对局部复发者效果不佳。

5. 抗微生物治疗　眼眶 MALT 淋巴瘤与鹦鹉热衣原体之间的发病关系通过治疗可得到证实。经过多西环素(强力霉素)治疗,近半数鹦鹉热衣原体阳性的眼眶淋巴瘤患者病情缓解,超过 80% 患者鹦鹉热衣原体成功根除后病情改善,且用药 6 周比用药 3 周临床效果更佳。

三、浆细胞瘤

【概述】
浆细胞瘤包括一组肿瘤,其由产生单克隆免疫球蛋白链的浆细胞克隆产生的。通常的部位是骨髓,但也报道了髓外浆细胞瘤(extramedullary plasmacytoma,EMPs)。髓外浆细胞瘤是一种罕见的浆细胞恶性肿瘤,患病率 3%。据统计,80%的髓外浆细胞瘤来自上呼吸道,其次是胃肠道,眼眶的累及非常罕见。这种疾病在男性中比女性多三倍,并且在60~70岁更常见。对于该疾病而言,正确的诊断至关重要,因为该疾病与其他恶性肿瘤不同具有高放射敏感性,对放射治疗反应良好。

【临床特征】

主要表现为眼球突出,结膜水肿,结膜出血,复视,眼压升高,眶周肿胀,上睑下垂和视力下降等。患者还可能患有瘀斑,蜂窝织炎或坏死性黄色肉芽肿,但这些都不常见。同时,大部分患者(97%)都曾经确诊过多发性骨髓瘤。

【诊断依据】

国际骨髓瘤工作组发布的指南建议:所有被诊断为眼眶浆细胞瘤的患者需接受全面检查,旨在排除多发性骨髓瘤的诊断。检查应包括血清分析(肾功能指数,钙,白蛋白,乳酸脱氢酶,β_2微球蛋白,C反应蛋白),全血细胞计数和血液检查,血清单克隆轻链分析,血清蛋白电泳,尿液蛋白质电泳,放射学骨骼测量或PET-CT,以及骨髓活检。血液科转诊是进一步处理的关键。

【治疗】

在考虑眼眶肿瘤的治疗方案时,必须特别考虑眼组织对放射毒性的敏感性。

孤立性骨浆细胞瘤可通过手术切除和放射治疗来治愈。因此可以将外科手术干预作为这些肿瘤的一线治疗,然后进行放射治疗。二者结合可降低多发性骨髓瘤进展的风险。

手术切除和/或眼眶减压术。肿瘤在解剖学上可能有明显的边缘,在这种情况下,眼眶手术的目标应该是完全切除浆细胞瘤,术后联合辅助放疗。

全身化疗和自体干细胞移植。由于多发性骨髓瘤是一种全身性疾病,多发性浆细胞瘤的局部治疗可能不会改变整体预后。手术或放射治疗作为局部治疗,可以用于缓解症状。

四、白血病

【概述】

白血病是一类造血干细胞恶性克隆性疾病。克隆性白血病细胞因为增殖失控、分化障碍、凋亡受阻等机制在骨髓和其他造血组织中大量增殖累积,并浸润其他非造血组织和器官,同时抑制正常造血功能。临床可见不同程度的贫血、出血、感染发热以及肝、脾、淋巴结肿大和骨骼疼痛。

在急性髓性白血病(acute myeloid leukemia,AML)发作之前有几种病症,包括骨髓增生异常综合征(myelodysplastic syndrome,MDS),骨髓发育不良,非白血性皮肤白血病,噬血细胞综合征,和髓样肉瘤(myeloid sarcoma,MS)。MS可以是AML的第一表现形式,是一种特殊形式的AML,其中胚细胞的肿瘤样增殖发生在骨髓外。以前,白血病细胞的软组织积聚被称为粒细胞肉瘤(granulocytic sarcoma,GS)或绿色瘤。当这种肿瘤发生在眼眶时,就会引发眼部的疾病(图19-66)。

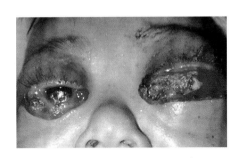

图19-66　双眶内粒细胞肉瘤(白血病)外观像

【临床特征】

通常,患者会有顽固性头痛合并视物模糊,也可能会出现眼睑无痛性肿胀。同时,其全血细胞计数符合白血病的诊断标准。

【影像学检查】

眼眶CT扫描显示眶内肿块,边界清晰,但中、恶性肿瘤浸润性更强,MRI 示 T_1 为等信号,T_2 为高信号。这两种检查可见边界清晰的软组织肿物,与神经鞘瘤或海绵状血管瘤相似。病变很少侵及骨或延伸至颅腔。

【诊断依据】

白血病首先表现为血液涂片中存在过量的白细胞。然而,这种表现仅占所有白血病的三分之一。虽然骨髓活检是明确诊断所必需的,但外周血涂片和全血细胞计数相关性很好,是在紧急情况下筛查白血病的最佳工具。对于发生在眼眶周围的实体瘤,需及时行 CT 或 MRI 检查,以了解病变的特征如位置、形态及范围等(图 19-67)。细针穿刺活检是最准确的方法,但是,该方法检出率并不高,有时需要多次穿刺活检才能找到恶性肿瘤细胞。

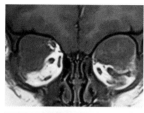
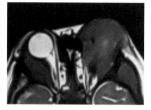
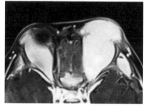

图 19-67 双眶内粒细胞肉瘤(白血病)MRI,双眼上眶不规则团状肿物,累及结膜、上转肌群、眶尖及颞窝,T_1WI 和 T_2WI 呈等信号,明显强化

【治疗】

对于不同种类的白血病,治疗方案不一。

1. 急性髓性白血病(acute myeloid leukemia,ALM) 最常用的化学疗法是蒽环霉素和阿糖胞苷(Ara-C)的组合。大多数中心遵循 3 + 7 方案,即前 3 天每天用蒽环霉素,然后是 7 天输注阿糖胞苷,每天 100~200mg/m² 。诱导后,巩固或术后缓解计划在策略上略有不同,有时随后进行干细胞移植。

2. 急性淋巴细胞白血病(acute lymphoblastic leukemia, ALL)　ALL 的治疗是复杂的，但大多数方案由长春新碱，皮质类固醇和蒽环类药物组成。这种组合可以在高达 90% 的患者中实现缓解，平均持续 18 个月。只有 30%~40% 的成年人能够治愈，这取决于所患疾病的生物学特征和临床危险因素。

3. 急性早幼粒细胞白血病(acute promyelocytic leukemia, APL)　APL 的治疗被认为是医疗紧急情况，需要在 ED 中接纳并开始支持和矫正治疗。目标是减少出血和早期死亡，这些患者的风险很大。治疗分为诱导，巩固和维持，这不同于非 APL 形式的 AML。因为是导致凝血病的恶性早幼粒细胞，所以需要在诱导化疗中加入全反式维 A 酸和三氧化二砷。这些有助于将白血病前髓细胞转化为粒细胞，从而逆转与 APL 相关的凝血病。

4. 干细胞移植　许多接受急性白血病治疗的患者可能需要干细胞移植，传统上称为骨髓移植。不幸的是，许多人由于健康状况不佳或缺乏合适的同种异体移植供体而无法移植。现代干细胞移植改善了接受移植的白血病患者生存率，特别是具有高风险 AML 的老年患者，将其 2~5 年生存率提高至 25%~60%，同时降低复发率。当没有找到合适的骨髓供体时，主要研究中心一直在试验使用脐带血移植。然而，死亡率仍然很高。

五、朗格汉斯细胞组织细胞增多症

【概述】

朗格汉斯细胞组织细胞增生症(Langerhans cell histiocytosis, LCH)是由异常细胞增殖引起的罕见疾病，具有与朗格汉斯细胞类似的形态学和免疫表型特征。最初于 1953 年被命名为组织细胞增多症 X。LCH 可以具有高度可变的临床表现，从单一疾病与良性病程(嗜酸性粒细胞瘤)，到中度严重程度的多系统疾病(汉 - 许 - 克病，Hand-Schüller-Christian disease)，到具有快速造成死亡的急性暴发性多系统疾病(Letterer-Siwe 病)。

【临床特征】

本症起病情况不一,症状表现多样。皮肤、单骨或多骨损害,伴或不伴有尿崩症者为局限性。肝、脾、肺、造血系统等脏器损害,或伴有骨、皮肤病变者属广泛性。轻者为孤立的无痛性骨病变,重者为广泛的脏器浸润伴发热和体重减轻。

【诊断依据】

以临床、影像(图 19-68,图 19-69)和病理检查结果为主要依据,即经普通病理检查发现病灶内有组织细胞浸润即可确诊。此症确诊的关键在于病理检查发现郎格汉细胞的组织浸润。因此应尽可能行活组织检查,其他的全面检查还应该包括:

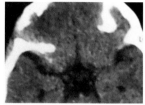
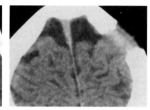

图 19-68　朗格汉斯细胞组织细胞增多症头颅 CT,右颞骨及左额骨局部骨质破坏

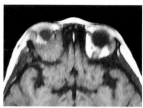
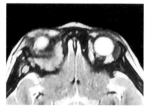

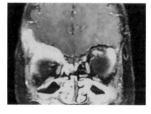

图 19-69　朗格汉斯细胞组织细胞增多症 MRI,右眼上方眶内、颞骨内不规则扁平肿瘤,边界较清,T_1WI 呈等信号,T_2WI 呈高信号,明显强化

（1）血象：全身弥散型 LCH 常有中度到重度以上的贫血、网织红细胞和白细胞可轻度升高，血小板减低，少数病例可有白细胞减低。

（2）骨髓检查：LCH 患者大多数骨髓增生正常，少数可呈增生活跃或减低。少数 LCH 有骨髓的侵犯，表现贫血和血小板减低，故此项检查仅在发现有外周血象异常时加做。

（3）肝肾功能：部分病例有肝功能异常并提示预后不良。内容包括 SGOT、SGPT、碱性磷酸酶和胆红素增高、血浆蛋白减低、凝血酶原时间延长、纤维蛋白原含量和部分凝血活酶生成试验减低等。肾功能包括尿渗透压，有尿崩症者应测尿比重和限水试验。

【治疗】

关于 LCH 的最佳治疗仍然未知。眼眶单侧病变通常先进行活检，然后施以保守治疗、次全切除和 / 或病灶内皮质类固醇注射。局部措施，以及肿瘤学家的全面指导和密切随访，可以避免全身化疗及其潜在的不良反应。

目前，组织细胞学会的建议是对患有中枢神经系统病变的患者进行至少 6 个月的全身化疗，多系统疾病患者的全身化疗时间从 6 个月延长至 12 个月会降低复发率。研究表明，慢性和复发性疾病增加了永久性后遗症的风险（如中枢神经系统 LCH），所以应该注意降低复发风险。

（姜利斌　史季桐）

第六节　其他眼眶肿瘤

一、眼眶继发性肿瘤

眼眶继发性肿瘤指眶周肿瘤侵入眼眶，包括自眼球内、眼睑、结膜、鼻窦、颅内、鼻咽部、口腔颌面部肿瘤等，多数为恶性肿瘤。

（一）眼球内恶性肿瘤眶内蔓延

1. 葡萄膜黑色素　葡萄膜黑色素瘤为成年人最常见的球内恶性肿瘤，易于血行转移，10%~15% 发生巩膜外扩散,临床上表现为前部或球后结节,眼球突出。眶内扩散可能仅在眼摘时才被发现,术前超声和MRI检查有助于发现肿瘤眶内蔓延(图19-70)。葡萄膜黑色素瘤行眼球摘除术后5年累积死亡率为30%,10年为40%,以后每年增加1%。眼球摘除术后眶内复发率为3%,而当手术时发现肿瘤眶内蔓延的病例复发率为18%。对于葡萄膜黑色素瘤眶内蔓延或术后复发的处理存在争议,一般来说,若病变呈结节状,可仅切除邻近组织。若眼球摘除时肿瘤被横切,可考虑行次全眶内容摘除术。眶内复发的肿瘤需眶内容摘除术。放化疗意义不大。

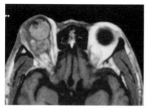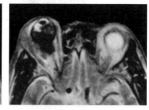

图 19-70 脉络膜黑色素瘤眶内蔓延 MRI,球内不规则团状肿瘤,突破后巩膜向眶内蔓延,T_1WI 呈高信号,T_2WI 呈低信号,内有少许高信号区

2. 视网膜母细胞瘤 视网膜母细胞瘤为儿童最常见的球内恶性肿瘤,新生儿发病率为 1/15 000~1/20 000。多数视网膜母细胞瘤会长期局限于眼内,但若治疗不及时,最终都会通过巩膜或导血管向眶内蔓延、视神经侵犯甚至累及中枢神经系统(图 19-71~ 图 19-73),以及通过血管发生远处转移。肿瘤眶内或视神经蔓延者死亡率很高,故在行眼球摘除术前需仔细阅片,排除球外蔓延可能。如术前已确认肿瘤眶内蔓延或术后眶内肿瘤复发,可考虑尽早或在化疗后行眶内容摘除术。累及视神经者在眼球摘除时视神经尽量长切,最低不少于15mm。术后积极联合放化疗,以防止肿瘤局部复发、全身转移及中枢神经系统扩散,延长患儿寿命,降低死亡率。由于儿童难以配合放疗,同仁医院眼肿瘤科采用眶内植入放射性粒子,作为视神经切

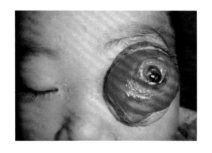

图 19-71 视网膜母细胞瘤眼外期外观像

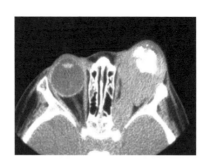

图 19-72 视网膜母细胞瘤眼外期CT,眼球突出,球内充满肿瘤,可见大量钙斑。肿瘤蔓延至球旁及球后眶内,视神经眶内段明显增粗达眶尖,管内段及颅内段显示不清

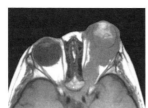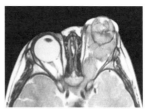

图 19-73 视网膜母细胞瘤眼外期MRI,眼球突出,球内充满肿瘤,T_1WI 和 T_2WI 呈高低混杂信号。肿瘤蔓延至球旁及球后眶内,视神经明显增粗,向后蔓延至颅内,T_1WI 和 T_2WI 呈等信号

除断端瘤细胞阳性患儿的补充治疗,收效满意(仅限于累及眶内段者)。

(二) 眼睑肿瘤眶内蔓延

在眼眶继发性肿瘤中,由眼睑肿瘤侵犯眼眶的分别占13%,包括眼睑基底细胞癌、鳞状细胞癌、睑板腺癌及黑色素瘤等。原因:①肿瘤的晚期阶段;②肿瘤未彻底切除,术后眶内复发,如基底细胞癌;③肿瘤生长迅速,且具有侵袭性,如鳞癌;④肿瘤起病隐匿,易与其他疾病混淆从而延误了治疗,如睑板腺癌;⑤肿瘤易于向神经周围蔓延,如鳞状细胞癌和黑色素瘤。

1. 眼睑基底细胞癌 基底细胞癌约占眼睑恶性肿瘤的80%(白色人种),东亚人种约40%,平均病程3年。该肿瘤通常不转移,在累及眼眶之前,眼睑及周围组织均已受累。治疗已有眶内蔓延的基底细胞癌时必须彻底去除所有的病灶,必要时行眶内容摘除术,甚至受累骨切除,一期行局部整形术,成功率大于95%。较大病变可先行放化疗,待肿瘤缩小再行手术。对于较小病灶、不愿或不适于手术的患者也可单纯放疗。

2. 眼睑鳞状细胞癌 眼睑鳞状细胞癌占眼睑恶性肿瘤的7%~9%,主要与紫外线照射有关,特别是皮肤白皙的人,其他致癌因素包括砷、放射线及遗传等。

眼睑鳞状细胞癌的病程平均为1年,比基底细胞癌短。一旦病变蔓延至眼眶,肿瘤多沿眶裂、脂肪垫生长,比基底细胞癌进展快,引起眼痛和肌肉麻痹。肿瘤较基底细胞癌易于转移,通常转移至耳前及颌下淋巴结,转移率为1%~21%不等,死亡率约15%。对于眼睑鳞状细胞癌的首选治疗是手术切除,术中应用冰冻切片和Mohs技术确认切除组织边缘为正常组织。放疗的控制率为93%,但由于放疗不如基底细胞癌敏感,故应使用更大剂量。对于深部眶内蔓延的病变,需行眶内容摘除术或肿瘤切除联合基础放疗。

3. 睑板腺癌 睑板腺癌占眼睑恶性肿瘤的1%~5%。侵犯眶内的上皮性恶性肿瘤中,睑板腺癌约占1/3。该病多发生于老年人(70~80岁多见),女性较男性多见。睑板腺癌的早期诊断很困难,容易误诊,延误病情,增加了眶内蔓延的危险(图 19-74,图 19-75)。睑板腺癌侵犯眼眶的发病率为 6%~35%,且死亡率高达 70%。该病易侵犯淋巴系统如耳前、锁骨及颌下淋巴结肿大,其次为肺、肝、脑及颅骨。睑板腺癌的最佳治疗手段是手术,5 年死亡率大约 15%,早期诊断辅以术中冰冻切片的大范围手术可提高生存率。眶内侵犯的病例可行部分或全眶内容摘除术,发生淋巴结转移的可进行淋巴结清扫,术后补充放射治疗。

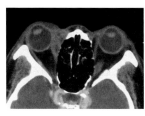 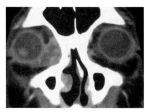

图 19-74　睑板腺癌眶内蔓延 CT,鼻下眶内不规则肿瘤,边界尚清,密度不均匀

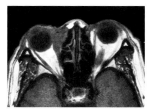 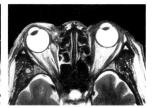

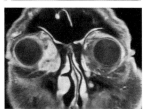

图 19-75　睑板腺癌眶内蔓延 MRI,T_1WI 呈等信号,T_2WI 呈中高信号,中度到明显强化,有点条状未强化区

4. 眼睑黑色素瘤　眼睑黑色素瘤较少见,占眼睑恶性肿瘤的 1%,占继发性眼眶肿瘤不到 1%。多数黑色素瘤为单独的新生物,有些则来源于已有的色素痣。有三种

已知的癌前病变为恶性小痣、痣异常增生综合征(B-K 痣)和巨细胞痣。根据临床和病理学特征可将黑色素瘤分为四型:表浅蔓延型(70%)、结节型(16%)、肢端色素斑型(9%)和恶性小痣(5%)。眼睑黑色素瘤易于淋巴结及全身转移,早期诊断及局部广泛切除很重要,必要时行局部淋巴结清扫及眶内容摘除术,辅以全身化疗和免疫治疗。预后与肿瘤生长深度、临床分期和肿瘤类型等因素有关。

(三)结膜肿瘤眶内蔓延

1. 结膜鳞状细胞癌 结膜鳞状细胞癌常发生于角膜缘,来源于先前存在的原位癌、日光性角化病或上皮不典型增生,与长期光化学损害或慢性刺激有关。该肿瘤分化良好,常浅表侵犯和局部缓慢生长,10% 侵犯眼内、眶内或淋巴结转移。眶内侵犯者可出现眼球突出固定、瘘管或蜂窝织炎等改变。即使出现眶内侵犯,也极少出现因肿瘤转移而死亡。

结膜的局部病变可采用组织学指导下的结膜切除术,并可联合表浅巩膜切除及局部冷冻术。部分病例可行局部切除,术后联合近距离放疗或局部丝裂霉素 C、5-Fu 治疗。对于快速进展扩散的病变需大范围结膜切除,眶内扩散的则需眶内容摘除术,局部淋巴结转移的可行淋巴结清扫术。对于老年体弱患者或广泛病变可考虑充分放射治疗。

2. 结膜黑色素瘤 原发性结膜黑色素瘤较眼内和皮肤黑色素瘤少见,可来自原发性结膜黑变病、先前存在的痣或新生病变。病变结节状增大、高度超过 3mm、斑驳状色素沉着、溃疡、出血或炎症预示恶变可能。警惕结膜的卫星灶和结膜淋巴结转移。结膜黑色素瘤的最基本的治疗方法是扩大范围手术切除结合冷冻治疗,可以联合丝裂霉素 C 局部点眼和锶 -90 放疗。病变范围广泛或眼眶侵犯可行眶内容摘除术,如皮肤未受累可行次全眶内容摘除及睑缘缝合术。眶内容摘除术不提高患者存活率,但可提高局部控制率。5 年和 10 年存活率分别为 83% 和 69%。

(四)鼻窦和鼻咽部肿瘤

鼻窦和鼻咽部肿瘤容易累及眼眶,因为眼眶上壁、内壁和下壁同鼻腔、鼻窦比邻。鼻窦和鼻咽部肿瘤占眼眶继发性肿瘤的22%，肿瘤通过骨缺损、骨缝和眶骨裂隙（如眶下裂、眶下沟），以及穿过眶壁的血管、神经而累及眼眶。

良性肿瘤主要为黏液囊肿，肿瘤挤压至眼眶内，造成眼球突出移位，CT示鼻窦边界清楚光滑的囊性肿物，累及眶内，眶壁骨质有缺损或破坏。MRI上 T_1WI 和 T_2WI 均为高信号，脂肪抑制像仍为高信号。内镜手术部分切除肿瘤即可。

恶性鼻窦和鼻咽部肿瘤主要为上皮性肿瘤（约占80%），45% 累及眼眶，其中 2/3 来自上颌窦，60% 为鳞癌，其他为腺癌、腺样囊性癌、黏液表皮样癌和神经内分泌癌等。非上皮来源的恶性肿瘤包括淋巴瘤、横纹肌肉瘤、黑色素瘤、恶性神经鞘瘤和恶性纤维组织细胞瘤等。临床上主要表现为非轴性眼球移位，伴有眼眶及眶周结构的浸润症状，如疼痛、感觉异常、视力下降和眼球运动障碍。鼻部症状主要是鼻塞、鼻出血。影像学表现包括鼻窦或鼻咽部局部或弥漫性结构破坏，较大不规则肿块并向周围组织包括眶内蔓延（图19-76）。治疗可选择局部肿瘤切除联合放化疗，眶部病变可根据肿瘤侵犯的程度行局部切除或眶内容摘除术。如瘤体较大，可先行放化疗，待瘤体变小后再行手术切除。鼻窦和鼻咽部恶性肿瘤累及眼眶时为晚期

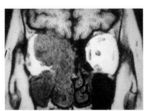

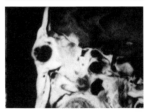

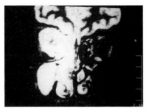

图19-76 上颌窦鳞癌眶内蔓延 MRI，右侧上颌窦肿瘤，破坏眶下壁，向眶内广泛蔓延，T_1WI 呈等信号，T_2WI 呈高信号，明显强化，颅底受累

阶段,预后不佳,5年生存率较低,很大程度上与无法完全切除肿瘤有关。

(五)颅内肿瘤

1. 蝶骨嵴脑膜瘤　起源于蝶骨嵴的脑膜瘤是颅底常见的脑膜瘤,女性多见,常见症状为头痛和癫痫。该瘤易累及眼眶,由于肿瘤累及蝶骨嵴的部位不同,临床上可出现眼球突出、颞部隆起、视力下降、视野缺损、单眼疼痛和Foster-Kennedy综合征等表现。头部CT可见蝶骨嵴骨质增生或破坏,蝶骨嵴两侧等密度或稍高密度的圆形、卵圆形、分叶状或扁平肿物,内部可出现星点状或不规则形钙化。可因瘤体内出血、坏死或囊变出现密度不均匀或非均一强化等不典型表现。头部MRI上肿瘤T_1WI为低或等信号,T_2WI为等或高信号,明显强化,可见特征性的鼠尾征或脑膜尾征。治疗以手术切除为主,手术入路多采用以翼点为中心的额颞入路开颅,取出颅内、眶内肿瘤及相应的蝶骨嵴。蝶骨嵴内侧的脑膜瘤因累及海绵窦,重要结构较多,肿瘤不易切除干净。

2. 其他中枢系统的原发性肿瘤　很少累及眼眶。颅内的恶性胶质瘤具有高度恶性,可通过破坏的眶壁、视神经管和眶上裂等侵入眼眶。颅内的视神经胶质瘤和视神经鞘脑膜瘤也可通过视神经管累及眶内视神经。垂体肿瘤和颅咽管瘤很少侵及眼眶,但一旦侵及眼眶,多表明恶性倾向且已累及颅底。

二、眼眶转移瘤

眼眶转移瘤临床表现多样,与原发癌的生物学行为相关,容易导致误诊或延迟诊断,危及视力和生命。尽早检查或手术(包括活检)以明确诊断十分必要。尽管发现转移瘤已属晚期,预后不佳,但联合治疗可减轻乃至免除痛苦,保留视力、延长寿命,改善生活质量,甚至在某些疾病达到临床治愈。

【发病率、患病率和好发部位】

随着人类寿命特别是癌症患者寿命的延长,眼眶转移瘤的发病率也在逐渐增加。在所有眼眶病变中1.5%~3.3%

为转移性,在眼眶肿瘤中,8% 为转移性,其中最常见的原发肿瘤为乳腺癌(42%)、肺癌(11%)、前列腺癌(8.3%)、黑色素瘤(5.2%)和胃肠道恶性肿瘤(4.4%)等,约 11% 为不明类型。无明显眼别差异,大约 7% 病例为双侧转移。约 39% 转移至眶外侧壁,32% 为眶上壁,20% 为眶内壁,12% 为眶下壁。转移至骨和脂肪的病例比转移至肌肉的病例多 2 倍,但差异需依赖于原发肿瘤类型。如前列腺癌有明显转移至骨的倾向,乳腺癌则易转移到眶脂肪和肌肉,黑色素瘤明显更易转移至肌肉。

【时间特征】

大部分患者就诊时已知有原发肿瘤,但有至少 1/4 的患者仅表现为眼眶肿瘤,多数患者在发现眼眶肿瘤时伴有身体其他部位转移。部分患者由于拒绝、遗忘或不了解原发肿瘤与眼眶肿瘤相关而隐瞒病史,有的患者并不清楚患有原发肿瘤,应引起眼科医生注意。

从发现肿瘤算起患者平均寿命为 9 个月,多数在 1 年内死亡。一般原发肿瘤发生于出现眼部表现之前 31 个月,不同的肿瘤从发病到发现眼眶肿瘤的时间不同,甲状腺癌(5 年)和乳腺癌(3 年)时间偏长,肺和胃肠道肿瘤时间较短。

【临床表现】

眼眶转移瘤可分为五种类型:肿块型(肿块效应)、浸润型(眼眶软组织弥漫或局部浸润)、功能型(脑神经功能降低)、炎症型(急性或亚急性炎症症状和体征)和沉默型(无症状和体征,偶然被发现),不同类型临床表现形式不同,常表现为几周到几个月内进展较快的眼球突出、眼球运动障碍、早期疼痛、扪及肿块、上睑下垂、视力下降、眼睑结膜红肿。乳腺癌和其他硬癌可表现为眼球内陷,眶骨破坏时可发生眼眶搏动。眼球突出程度与眼球运动障碍不成比例是眼眶转移瘤的特征性表现。

【诊断依据】

1. 病史和临床检查　仔细询问病史结合常规眼科和眼眶检查是诊断眼眶转移瘤的基础。对于已知或可疑眼眶转移瘤的患者应进行详细的全身体检。

2. 实验室检查　常规检查包括血、尿和粪便检查,如胃肠道肿瘤可出现大便潜血和贫血,白血病血象明显异常,泌尿系统肿瘤可见血尿。免疫学检查如癌胚抗原(CEA)升高可见于结肠癌、胃癌、肺癌和乳癌,甲胎蛋白(AFP)升高可见于肝癌和恶性畸胎瘤,VCA-IgA抗体升高可见于鼻咽癌。

3. 流式细胞分析术(FCM) 可分析染色体特性,了解肿瘤细胞恶性程度。基因诊断确定是否有肿瘤或癌变的特定基因存在。

4. 影像学检查 表现多样化,可简化为四种类型:肿块(58%)、骨(25%)肌肉(9%)和弥漫性受累(8%)。CT观察骨骼改变较优,MRI对软组织分辨力强(图19-77,图19-78)。转移到骨的肿瘤可产生成骨和溶骨性改变,在CT上产生相应改变。如前列腺癌特别容易产生骨增生和密度增高的成骨性改变,而甲状腺转移瘤通常引起溶骨性改变。PET-CT检查可发现原发灶,并判断转移灶的性质和部位。

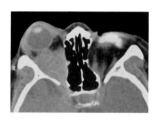

图 19-77 乳腺癌眶内转移 CT,眼球突出,球后眶内软组织肿瘤,与眼眶铸型

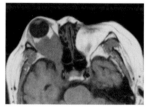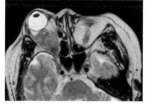

图 19-78 乳腺癌眶内转移 MRI,T_1WI 呈等信号,T_2WI 呈低中高混杂信号

5. 活体组织检查 细针穿刺活检用于成人眼眶转移瘤成功率可达90%,简便易行,但也可因穿刺出来的组织量太少或挤压严重而造成假阴性和假阳性,有时需要反复

多次穿刺,或开眶提供足够新鲜的组织来进行特异性组织化学、免疫组化和电子显微镜检查。

【鉴别诊断】

由于眼眶转移瘤临床表现多样、缺乏临床经验和既往病史不明,常造成误诊和延迟诊断。眼眶转移瘤常被误诊为眼部炎性病变(如蜂窝织炎、肌炎、眼内炎和特发性眼眶炎症综合征)、TAO、特发性眼眶纤维化、重症肌无力、第Ⅵ或第Ⅲ脑神经麻痹,以及其他眼眶肿瘤。

【治疗】

大多数转移瘤患者生存时间较短,治疗的目的主要是减轻疼痛、保存有用视力和提高生存质量。

1. 放射治疗 有效果,通常总量为30~40Gy,眼部症状和体征可明显改善。应注意选择处方剂量、照射范围和眼球保护。

2. 激素治疗 参与激素组的特定癌症具有激素受体,而且如果这些癌症为高分化,激素治疗非常有效。例如激素治疗前列腺和乳腺转移瘤效果良好。实验室利用足够新鲜的组织标本可检测到瘤体表面激素受体的存在。

3. 化疗 如全身情况允许,姑息性化疗可起到辅助治疗作用。随着特异性化疗方案的出现,化疗越来越重要。在眼眶转移瘤中,肺小细胞癌和神经母细胞瘤对化疗特别敏感。

4. 手术治疗 通常眼眶转移瘤患者不适合手术治疗,其疾病是全身性的,手术基本不能治愈。但对于孤立性、生长缓慢的眼眶肿瘤,或严重的疼痛突眼用其他方法不能缓解的,也可采用手术治疗。

三、儿童眼眶转移性肿瘤

儿童眼眶转移性肿瘤与成人不同,典型表现为肉瘤而不是癌,以神经母细胞瘤和尤文氏肉瘤(Ewing 肉瘤)为主。

1. 神经母细胞瘤 神经母细胞瘤是儿童常见的实体肿瘤,占所有儿童恶性肿瘤的10%~15%,仅次于横纹肌肉瘤。该病起自节后交感神经系统的胚胎性神经嵴组织,最常见的原发瘤位于腹部,但也可来源于胸部或盆腔。该病

20 岁以下均可发病,最常见于 3 岁以内。眼眶特征性表现为突发快速进展的眼球突出,伴眶周水肿、瘀斑或上睑下垂和 Horner 综合征等。好发于眼眶上部,骨和软组织均可受累,可单侧或双侧发病。需要与眶蜂窝织炎、快速进展的其他眼眶恶性肿瘤或淋巴管瘤伴出血鉴别。

转移性神经母细胞瘤的预后较差,需要放疗、化疗并联合手术切除原发病变。90% 的病人可发现由于肿瘤分泌儿茶酚胺导致尿中香草扁桃酸水平升高,可有助于诊断和治疗。

2. 尤文氏肉瘤 尤文氏肉瘤是起自骨髓原始间充质细胞的高度恶性小、类圆形细胞肿瘤。主要发生于四肢远端或骨盆,4% 见于头颈部,上下颌骨受累比眶顶受累常见。肿瘤最常见于 20 岁,眼眶表现为快速进展的眼球突出,可伴有眼眶出血。CT 上受累骨呈"虫蚀"样表现。该病放疗敏感,治疗上一般放疗联合化疗,化疗后可手术切除原发肿瘤。5 年生存率可提高到 80%。

(史季桐)

第二十章

眼 眶 外 伤

第一节　眼眶爆裂性骨折

【概述】

　　眼眶骨折是指组成眼眶腔的各壁与其相连骨组织的骨折,是眼外伤的重要部分(2%~6%)。眼眶骨折的致伤原因与社会构成、文明水平等许多因素有关,在我国,早期主要原因是格斗及运动损伤,近些年随着交通事业的发展,车祸伤所占比率逐渐增多。

　　眼眶骨折有多种分类方法,国内目前主要采用范先群教授提出的分类方法,将眼眶骨折分为单纯性(爆裂性)和复合性(非爆裂性)骨折,区别在于是否合并眶缘骨折。眶壁爆裂性骨折常为薄弱的眶底(眶下壁)、眶内壁骨折或眶底和眶内壁同时骨折。复合性骨折临床上常见的有眶顶骨折、眶颧颌骨折、鼻眶筛骨折,同时发生除单纯爆裂骨折以外的上述两种或两种以上的骨折称多发性骨折。眶壁爆裂性骨折多由眼科单独治疗,对于复合性骨折,多需联合鼻科、口腔颌面外科、神经外科等共同处理。

眼眶内、下壁爆裂性骨折

【临床特征】

　　眼眶外伤的病程和全身软组织损伤一样,早期出现出血、水肿、渗出等外伤后反应并逐渐加重,伤后48~72小时达到顶峰,之后随着出血水肿吸收而逐渐减轻,晚期形成纤维粘连,同时出现脂肪萎缩,病程随早期反应轻重不同3~6个月逐渐稳定。

眶壁骨折早期表现为眼睑肿胀、淤血、皮下气肿、眼球突出、复视等,儿童的阀门样(trapdoor)骨折眼外肌嵌顿明显可由于眼心反射而出现恶心、呕吐等症状。

1. 复视、眼球运动障碍 复视和眼球运动障碍为本病的主要症状,也是治疗的主要目的。主要由于外伤导致的眼外肌和支配神经损伤(麻痹性因素),以及眼外肌和眶组织嵌顿粘连对眼外肌的牵拉限制(限制性因素)所致(图20-1)。外伤后早期复视最重,随着眼外肌肿胀消退可不同程度缓解,部分患者远期由于脱出组织嵌顿、粘连及纤维化导致牵拉加重,复视可有一定程度增加。眶底骨折出现垂直位复视,常主诉爬楼梯或阅读困难;眶内壁骨折出现水平位复视,主要表现为过马路困难或开车时看后视镜困难。Trapdoor 骨折好发于儿童和青少年,代偿头位是其特征性表现(图20-2)。

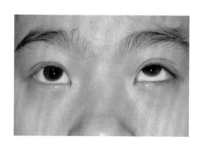

图 20-1 右侧眶下壁骨折,右眼球上转受限

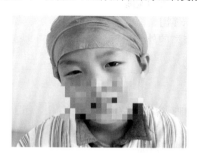

图 20-2 男性患儿,右侧眶下壁 trapdoor 骨折,有代偿头位

2. 眼球内陷　伤后眶组织水肿逐渐消退后出现,2~6 周发展最快,3~6 个月左右稳定。主要由于骨折后眶腔增大及眶组织脱出,晚期眶内软组织萎缩所致。表现为睑裂缩小、上睑沟形成、眼球突出度减低,下壁骨折严重的可产生眼球下移(图 20-3)。

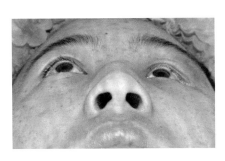

图 20-3　左眼眶内下壁骨折,可见眼球内陷

3. 眶下神经支配区麻木　眶下神经为三叉神经第二支,多数眶底骨折发生部位与眶下沟或眶下管有关,眶下神经损伤后可出现患侧颊部、鼻翼、上唇、齿龈等部位的麻木感,感觉迟钝。

4. 伴随损伤　骨折后数日内淤血可经鼻窦从鼻腔流出,可痰中带血,内壁骨折相对常见。眼眶骨折部分病人可伴随有眼球挫伤表现,主要为视网膜震荡、眼前房积血及角膜擦伤,较少伴随眼球破裂等严重的眼球损伤。

【诊断依据】

根据典型的外伤史、临床症状、牵拉试验及 CT 等影像学检查,诊断并不困难。CT 是眼眶骨折的首选影像学检查方法,CT 检查要做水平位(轴位)及冠状位扫描,必要时加矢状位,单纯水平位 CT 对小范围的眶下壁及眶顶骨折显示欠清晰,容易遗漏(图 20-4)。为显示眼外肌及软组织情况,应显示骨窗及软组织窗。必要时行 MRI 检查以详细了解眼外肌情况。

骨折时可由于限制性或麻痹性原因产生眼位偏斜、眼球运动障碍及复视,故应检查眼位、各方向眼球运动及

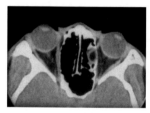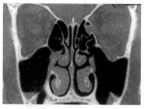

图 20-4　水平 CT　见左侧眶内壁 trapdoor 骨折,冠状位 CT 见眶下壁也有骨折

复视情况。有的国外学者将眼球运动障碍分为 0~~4 级:0 级代表无眼球运动障碍,4 级代表受限方向最大限度运动时眼球不过中线,严重程度每增加 1 级代表眼球运动差 25%。国内范先群教授将眼球运动障碍分为 4 级:0 级运动不受限,Ⅰ级向一个或多个方向极限运动受限,Ⅱ级向一个或多个方向运动时明显受限,Ⅲ级向一个或多个方向运动不能达到中线。

眼球内陷程度可用 Hertel 眼球突出计检查,也可在 CT 影像上直接进行测量,对于两侧眶外缘或眼球位置变化的此种检查方法相对欠准确。

检查眼球运动同时应记录各方向的复视情况,尤其以正前方及前下方复视对生活影响大。有时粗查患者眼球运动良好,但病人主诉复视。Hess 屏检查可清晰定量地发现眼球运动障碍,故提倡及时进行 Hess 屏检查。

牵拉试验:表面麻醉,用有齿镊夹住下直肌(下壁骨折)或内直肌(内壁骨折)止端做肌肉收缩相反方向牵拉,如有阻力、抗力则为阳性。

眼眶骨折 CT 征象包括直接征象和间接征象,直接征象为眶壁骨质连续性中断、粉碎及骨折片移位;间接征象主要是骨折引起的软组织改变,包括眼外肌增粗、移位及嵌顿、眶内容物脱出、气肿及血肿形成。骨折可全部或部分移位,也可为无明显中断或移位的裂隙状骨折,此时少量眶内容物疝入上颌窦而形成如泪滴者称为"泪滴征"(图 20-5~ 图 20-9)。诊断眼眶骨折时要注意勿将正常眶下壁的眶下孔、眶内壁的筛前和筛后孔以及眶壁其他血管沟误认为骨折,还须注意眼眶周围结构有无骨折或其他外伤。骨折整复术后,CT检查可显示人工骨植入和眼外肌复位情况(图20-10)。

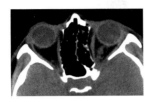

图20-5 成人左侧眶内壁骨折,骨质连续内直肌轻度移位

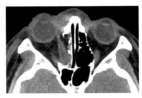

图20-6 成人右侧眶内壁骨折,骨折区范围大,内直肌移位,明显肿胀,粘连重

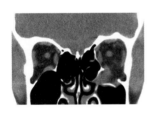

图20-7 成人左眶下壁骨折,冠状位CT显示下直肌肿胀嵌顿

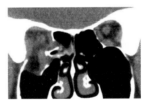

图20-8 成人右侧眶内、下壁骨折,冠状位CT显示下直肌明显移位,内下隅角结构存在

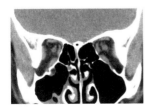

图20-9 冠状位CT右侧眶下壁trapdoor骨折部分眶脂肪嵌入骨折缝隙形成泪滴征

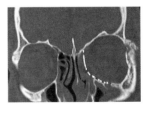

图20-10 左眼眶内、下壁骨折整复术后状态,可见眶内植入的钛网

MRI 表现：与 CT 相比，MRI 显示骨组织欠佳，骨折直接征象不能充分显示，但能清晰显示眼外肌及眶内容物疝出情况（图 20-11）。

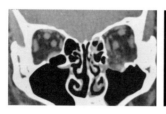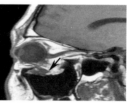

图 20-11　左侧眶下壁骨折冠状位 CT，显示下直肌结构不清晰，MRI 显示下直肌离断

眼眶骨折主要和各种麻痹性原因产生的运动障碍鉴别。

颅面外伤可造成脑干神经核及眶内运动神经损伤，典型的损伤容易鉴别，不全麻痹或多条眼外肌受累则较难鉴别。展神经麻痹可导致外转受限。滑车神经麻痹导致上斜肌功能不足，在儿童不易与骨折导致的代偿头位鉴别。动眼神经麻痹可为单纯上支或下支，临床表现可不典型。在诊断中除了 CT 检查明确是否有眼眶骨折及相应的眼外肌嵌顿、粘连等限制因素，还可行牵拉试验鉴别麻痹性和限制性运动障碍以帮助诊断。

【治疗】

1. 非手术治疗　多数眼眶骨折不产生明显的临床症状可不手术，适当的药物及康复治疗可促使功能恢复。

（1）药物治疗：嘱患者避免用力擤鼻及打喷嚏，防止鼻腔及鼻窦内污染物随气体进入眶腔导致感染，可给予口服广谱抗生素 1~3 天。早期给予止血药物防止进一步出血，鼻黏膜血管收缩药物促进鼻窦内淤血流出。并给予口服或静脉糖皮质激素来减轻眼外肌及眶组织水肿反应，减轻晚期形成的粘连及纤维化，成人可口服甲泼尼龙（24mg/d）或泼尼松（30mg/d）5~7 天。疑有神经损伤者可给予甲钴胺等神经营养药物；出血稳定后给予改善微循环药物。

（2）康复治疗：早期即可嘱患者进行眼球主动运动训练，下壁骨折做垂直方向运动，内壁骨折做水平方向的运动，通过训练，使眼外肌不断地收缩、舒张，改善局部血液循环，防止肌肉粘连，有利于复视迅速消失。被动牵拉治疗可在早期肌肉麻痹严重者适当采用，防止运动过差而形成粘连，但对于直肌嵌顿明显者，过度牵拉可引起肌肉的进一步损伤。

2. 手术治疗　整复手术的目的是恢复眼眶的解剖完整性，恢复眼眶内容以及解除眼外肌嵌顿组织牵拉，消除复视及矫正眼球内陷。不同患者对症状耐受程度不同，应和患者充分交流手术指征及手术可能的并发症。

（1）手术适应证：①复视持续存在影响生活及工作；②CT 显示眼外肌嵌顿明显；③眼球内陷 >2mm 或眼位改变；④早期没发生明显眼球内陷，但是 CT 显示眶腔扩大明显，预测远期可引起明显眼球内陷。

（2）手术需注意的问题：手术一般在伤后 1~4 周进行，儿童等眼外肌嵌顿严重、眼球运动明显受限者应尽早手术。儿童的 trapdoor 骨折如有明显的眼外肌嵌顿者建议在 72 小时内手术。伤后时间久可造成脱出眶组织与鼻窦黏膜等组织粘连及瘢痕化，造成分离还纳困难，即使将嵌顿组织还纳回眶内，眼外肌功能也不能完全恢复。

根据具体情况采用皮肤或结膜切口，分离嵌顿于窦腔的眶组织并完全还纳回眶内，植入适当种类及大小的修复材料并固定，解除眶内组织嵌顿并矫正眼球内陷。早期修复材料主要应用硅胶、自体骨等，现今多采用高密度多孔聚乙烯（Medpor）材料、钛合金网状材料、钛网与 Medpor 复合材料、羟基磷灰石复合材料（人工骨板）以及可吸收生物材料。

第二节　复合性眼眶骨折

一、眶顶骨折

眶顶骨折也称颅底骨折或额眶骨折，多同时累及额骨前壁、眶顶、额窦。成年人额窦相对气化完全,额部外伤时力量大部分可以被额窦吸收,作为一个防撞缓冲区,防止损伤沿着眶顶扩大,损伤相对较轻。儿童额窦还没有很好气化,损伤时经常累及颅脑和筛板产生相对严重的并发症。不严重的眶顶骨折可表现为无移位的线性骨折,可出现上睑出血斑。严重的损伤可合并颅脑损伤、颅内积气、骨膜下血肿、脑脊液鼻漏、上睑下垂、眼外肌失调等。严重的粉碎性骨折,可出现迟发性搏动性眼球突出。

眶顶骨折眼外肌嵌顿少见,且由于向下的重力作用,后期不会出现渐进性加重,多数眶顶骨折不需要手术。多数早期的复视是由于眼外肌的出血、水肿或者眼眶组织的挫伤所致,随着肿胀消退可好转。少数患者尤其青少年在外伤时眼外肌可以产生嵌顿导致运动受限(图 20-12),另外,严重的外力损伤导致眶顶尤其是外上缘骨折,骨折片向下移位缩小眶腔压迫眼球,产生眼球突出、外下移位、运动障碍,尤其是眼球上转受限(图 20-13),这两种情况需要手术。手术需要将移位的骨组织恢复原位并固定,同时解除对眼球的压迫,将嵌顿的眼外肌及眶组织还纳,眶顶骨缺损区范围不大的可不需要修补,术中尽量避免造成额窦引流系统的堵塞以免形成远期的额窦及眶内感染。对于单纯骨膜下血肿压迫眼外肌及眼球造成的眼球突出及运动障碍,可给予药物及主动运动训练等保守治疗,症状可逐渐好转,巨大的骨膜下血肿在出血稳定后可以手术去除。手术一般需要眼眶医生和神经外科医生联合完成。

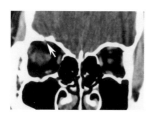

图 20-12 冠状位 CT 显示右侧眶顶骨折伴上直肌嵌顿

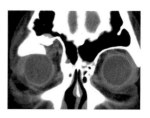

图 20-13 冠状位 CT 显示右侧眶顶击入性骨折,骨折片压迫眼球

二、眶颧颌骨折

最常见的复合性骨折,由于外力作用方向及大小不同可产生多种骨折方式,骨折情况不同可导致不同临床表现。颧上颌复合体骨折多向外下移位,合并眶下壁、外壁骨折(图 20-14),眼部表现为眼球运动障碍及复视、眼球内陷、眼球外下移位及眶下神经分布区感觉变化。面部表现为眶下或外缘不连续及移位,颧面部塌陷及颧弓向外后方隆起、双侧面部不对称、开口受限及咀嚼无力等。少数颧上颌复合体向内上方移位,眶腔缩小可造成眼球突出和向上移位。严重的骨折可导致眶上裂受压迫产生眶上裂综合征的相关表现。

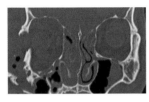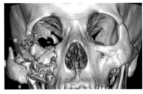

图 20-14　右眶颧颌骨折,冠状位 CT 示右眶下壁、外壁骨折,三维重建 CT 见骨折呈粉碎性,颧骨体向外下移位明显

骨折可以产生不同程度的功能受损,同时影响外观,但手术治疗的选择不仅要考虑骨折的严重程度,还要考虑患者的全身状况、年龄、可能出现的并发症及患者对治疗效果的期望值进行综合考虑。

治疗复杂的眶颧颌骨折需要充分暴露全部缺损区,通常无法仅采用一个切口完成,手术入路多采用下睑缘下切口联合冠状切口。骨折的治疗原则是首先复位眶缘骨折,精准的眶缘复位不仅可以减少眶壁缺损的范围,同时也是眶壁重建的基础,眶缘复位后再充分分离暴露眶壁骨缺损区,根据具体情况选择适宜的修复材料修复骨缺损。

三、鼻眶筛骨折

是复合性骨折中常见的骨折,涉及鼻骨、泪骨、筛骨及上颌骨额突的损伤,除眶内壁骨折外还有邻近骨结构的损伤,尤其是累及泪道系统及内眦韧带附着部位(图 20-15,图 20-16)。内壁骨折可造成眼球水平位运动受限,远期眼球内陷,鼻眶筛骨折许多患者可存在双侧内壁骨折,远期外观的影响反而相对较轻。鼻骨骨折可导致鼻背塌陷或偏曲。内眦韧带损伤产生内眦外下移位、内眦角畸形、内眦窝变浅或消失、睑裂变小等。泪道系统损伤可导致泪道阻塞、溢泪、泪囊炎等,炎症扩散甚至可导致眶蜂窝织炎等。

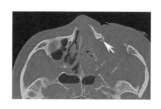

图 20-15 鼻眶筛骨折,水平位 CT 左侧骨性鼻泪管骨折

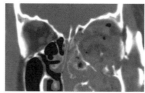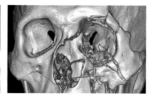

图 20-16 多发性骨折眼眶冠状位 CT 内、下、外壁骨折,三维重建 CT 鼻眶筛、眶颧颌及眶顶骨折

鼻眶筛结构复杂,手术难度大,制订手术方案时需要了解鼻眶筛骨折的类型及断裂或稳定性丧失的程度,内眦韧带及泪道系统的状态来决定手术方式。手术首先要恢复眶缘骨性解剖结构,对于同时合并有眶顶及颧面部骨折,由于解剖上更可靠应先行复位,复位眶缘后再恢复眶内壁解剖结构,随后重建泪道系统及修复内眦畸形。外伤轻者可一次手术完成,严重的需多次手术,如果合并有泪囊炎症需先消除感染因素以防止术后感染。

复合性眼眶骨折涉及多学科交叉和合作,眼科保障视力不受损伤及双眼视功能的重建,神经外科保障将颅脑手术的风险降到最小，口腔颌面外科负责上颌骨复位及颧弓的精准复位，鼻科保障鼻旁窦的功能维持等。计算机辅助外科手术及个性化修复材料制作技术、手术导航技术应用于眼眶骨折手术，对于提高手术复位定位精度及增加手术安全性等方面具有重要意义。

第三节　眼眶骨折手术并发症

眼眶骨折整复手术较复杂，手术治疗并不能解决所有问题（如眼球内陷、复视等），有时很难达到理想效果，且有可能出现手术并发症。眶壁骨折手术涉及视神经、动眼神经、视网膜中央动脉等重要组织结构，其损伤可导致相应功能的损伤，术者应严格掌握手术适应证，熟悉眶腔解剖结构，充分了解病情及影像学特征，仔细设计手术方案，谨慎操作，以减少手术并发症的发生。

一、视力下降或视力丧失

眼眶骨折整复手术造成的视力下降尤其是丧失可能是眼眶手术最严重的并发症，发生视力损害的原因主要有以下几个方面：

1. 术中对视神经和/或视网膜中央动脉的直接或间接损伤。

2. 植入物压迫。

3. 眶内出血或水肿。

全麻手术中患侧瞳孔散大常提示视神经或其血管的损伤，也可能是损伤了睫状神经节。故术中应该随时注意瞳孔变化。全麻苏醒后如发现患眼无光感或视功能受损，应立即检查视力、眼压、眼底，以确定视功能损伤的性质和程度，对症处理。

对于眶内出血致眶压增高而引起的视力损害，应及时探查止血、清除血肿；对于软组织水肿引起的眶压增高，应及时给予高渗剂脱水等对症处理。如考虑植入物压迫导致视功能受损，应立即再次手术取出植入物并重新放置。

二、植入物位置不当

眼眶骨折整复过程中需要放置植入物于眶内。根据临床经验，只要植入物后缘超过眼球赤道部，矫正眼球凹陷的效果均可接受。眼球赤道部前的植入物如果超过一定厚度时可能使眼球向对侧移位，而非向前突出。不论是眶内壁还是眶底骨折整复时，应将植入物置于两骨折断端，架起眶内容，否则可造成植入材料倾斜，重者可能致眼球运动障碍或影响视功能。另外，植入物前缘不应超过眶缘，否则可能在皮下触及，给患者带来不适。

三、术后感染

可能源于鼻窦，也可能源于泪囊，或由术中棉片遗留所致。眼眶骨折整复术后感染一经发现应及时抗感染治疗，如果药物治疗无效，应早期取出感染附近的植入物。

四、眼球内陷矫正不足

眼眶骨折术后眼球内陷矫正不足属于较常见的问题，有的欠矫是医生可以预见的，有的是术后晚期的欠矫，是不可预见的。眼球内陷矫正不足的主要原因有外伤后部分眶脂肪萎缩、填充材料本身体积不足、植入物位置不当或未完全修复眶壁骨折。需要注意的是手术早期因为组织水肿眼球内陷矫正的效果尚可，但随肿胀减轻可能会出现一定程度的眼球内陷。另外有些复杂的眼眶骨折或粘连严重的骨折，术中很难彻底分离，眼球内陷的矫正非常困难。

对于植入物位置不当，或未完全修复眶壁骨折导致的眼球内陷矫正不足，可考虑再次手术修复（图 20-17，图 20-18），对于其他原因导致的眼球内陷矫正不足，应谨慎处理，不能过度填充植入材料造成眼球顶压移位，或影响眼球运动功能。

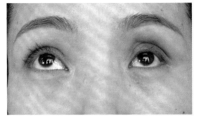

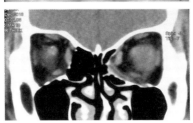

图 20-17　患者左眼眶壁骨折整复术后,眼球内陷未完全矫正,CT 检查见眶内壁骨折未完全修复,植入物伸入筛窦

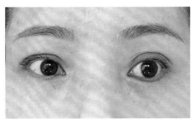

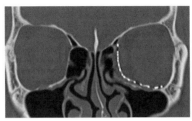

图 20-18　同一患者再次手术后眼球内陷明显改善,CT 显示左眶内壁及内下隅角骨折完全修复

五、复视不消失或加重

眼眶骨折术后早期组织肿胀复视可能不消失,甚至较术前加重,多数随肿胀减轻缓解,术后眼外肌牵拉有助于眼球运动功能恢复。但有时复视症状持续,主要原因包括:

1. 眼外肌或软组织的嵌顿未完全解除,限制了眼球运动功能恢复。

2. 肌肉嵌顿时间较长,因缺血、缺氧及机械性损伤导致运动功能无法完全恢复。

3. 手术植入物压迫或限制了眼外肌的运动导致复视加重。

4. 外伤导致支配眼外肌的神经麻痹,通过手术无法恢复。

对于眼外肌或软组织的嵌顿未完全解除的,以及植入物压迫的可以考虑再次手术处理。对于神经肌肉损伤导致的,可对症治疗,稳定后如存在大角度斜视的可行斜视矫正术,斜视度数小的可配戴压贴三棱镜,争取达到主要功能视野区双眼单视(前方和下方)。

六、眶内植入性囊肿

在骨折整复过程中,皮肤上皮、结膜上皮及鼻窦内的呼吸道上皮细胞可通过手术切口或骨折破损部位植入眶内,在植入材料周围形成内衬上皮细胞的真性囊肿,内容物为黏液。

眶内上皮植入性囊肿的临床表现与其他眶内肿物的临床表现相似,以眼球逐渐突出、复视、眼球上移位、眼球运动受限最为常见,少部分患者伴有视力下降、疼痛、感觉异常、脉络膜隆起等(图 20-19)。CT 及 MRI 检查可协助确定诊断,囊肿一般位于肌锥外间隙,多位于眼外肌与植入材料之间,也可包绕植入材料(图 20-20)。

完整摘除囊肿是治疗此病的最佳方法。如囊壁与植入材料粘连紧密,可能导致摘除不彻底时,应取出植入材料。

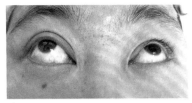

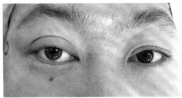

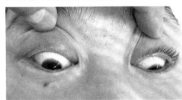

图 20-19　患者男,32 岁,右眼眶下壁骨折整复术后21 个月出现右眼球突出、复视,检查见右眼球上移位、运动受限

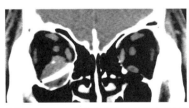

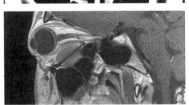

图 20-20　同一患者 CT 及 MRI 图像,见眶下部肌锥外囊肿,包绕植入材料并挤压眼球使之移位

第四节 眶内出血

【概述】

眼眶四周大部是坚硬的骨壁，没有扩张余地，各种原因导致的眼眶出血只能挤压眼球及眶隔向前移位，但是眼球及眶隔的移位是有限度的，当移位到达极限，会造成眶内压力增加，对供应眼外肌、眼球及视神经的血管造成压迫，出现视功能损伤或运动障碍。眼眶出血常见于眼眶外伤，一般无须处理，可以自行吸收。眼睑及眼眶术后也会引起眶内出血，很少需要行眶内积血引流。

【病因】

任何年龄均可发病。男性由于外伤概率高，更常见。非外伤的自发性眶内出血主要见于淋巴管瘤、静脉曲张、动静脉血管异常等，尤其合并有全身血液系统疾病时更易发生。自发出血者，需要探寻眶内的畸形血管，如果探查不到出血源，需要做强化的 MRI 来确定病因。

【临床特征】

表现为突发眼眶疼痛、眶压增高和眼球突出，可伴有结膜下出血或水肿，可有眼睑皮下淤血。

眼眶出血可位于眶骨膜下或眶腔内。轻度出血可以仅表现为眼球突出和 / 或眼球运动障碍。重症者眼球严重突出，视力下降甚至无光感，角膜暴露，眼球固定，眼压升高，闭眼困难。外伤患者，多伴发眼眶或眼球的损伤。若合并眶壁骨折，由于眶腔扩大及出血向鼻窦引流，则视功能损伤的危险降低。

CT 检查：眶内出血多数显示边界模糊的片状、团状浸润性病变，弥散在组织内。骨膜下出血显示高密度块状影，扁平状，边界清晰。

MRI 检查：根据出血时间不同、红细胞破裂与否以及血红蛋白的演变，信号不同。急性出血 T_1 呈等或略低信号，T_2 高信号。当出血超过 7 天，T_1 高信号，T_2 信号不定。

【鉴别诊断】

1. 眶内恶性肿瘤　主要是与横纹肌肉瘤鉴别，其临床表现为急性发病且发展迅速的眼球突出,其中约 1/3 的患者有外伤或手术史,伤后病变进展快,视力下降明显。MRI 显示眶内占位病变,增强后肿瘤实体可明显增强。

2. 眶蜂窝织炎 多数有眶周感染诱因,有明显的红肿热痛表现,CT 及 MRI 表现为眶内弥漫占位,边界不清,片状增强。

【治疗】

眶内少量出血可给予止血药物,观察,出血多数在数日内逐渐吸收,不威胁视力。轻微视力下降者,需要监测,给予止血药物、糖皮质激素、口服乙酰唑胺及静脉滴注甘露醇,必要时行外眦切开及外眦韧带离断,降低眶压。出血多、症状重者,尤其是眶压持续增高压迫视神经而导致视力受损严重者,必须立即进行手术处理,结合眼眶影像学检查,寻找病灶。

1. 穿刺抽吸 适用于急症眶内血肿为单个囊腔,体积大且表浅者。术前应做好定位,确定最佳穿刺点,用 20ml 空针穿刺抽吸。当眶压明显减低时,眼球回退,应加压包扎 3~5 天,防止复发。同时静脉给予抗生素、激素及脱水治疗。血肿内血液黏稠者,抽吸效果差。

2. 外眦切开 适用于眶压急剧升高,视力明显减退,甚至无光感的患者,可局麻下先行外眦切开及外眦韧带离断,缓解部分眶压,同时积极准备手术。

3. 开眶探查 全麻下清除眶内血肿,观察眶内是否有畸形血管或者活动出血,给予相应处理。有血肿者,需清理囊壁及血块。术中视眶压情况,酌情给予眶外壁切除减压。术后需放置引流条,绷带包扎数天,静脉给予止血剂及抗生素治疗。

【预后】

不严重的眼眶出血可逐渐吸收,一般不留明显后遗症。持续视力下降,意味着眶内有严重出血,需积极治疗以免造成不可逆性视功能损伤。

第五节　眶内异物

【概述】

由于外伤、手术或其他原因进入并滞留于眼球外眼眶组织内的异物称为眶内异物。眶内异物较球(眼)内异物发生率低。眶内异物多从前方经软组织进入，少数子弹或弹片等高速物体可经由眶骨壁进入眶内。一旦眼眶受到外伤，要高度警惕各种眶内异物存留的可能。最常见的是金属异物，其次是植物异物，偶见石块、玻璃等。除非眼眶深部的惰性材料异物，多数的异物需要手术取出。

任何年龄均可能出现眶内异物。患者一般有明确异物外伤史，主诉异物迸溅入眼，或者碰撞跌倒后异物直接扎穿入眼。异物可能滞留在眼球和眶壁之间，或者贯穿眼球滞留眶内。如异物外伤史不明确，但是眼部有可疑伤口，仍应警惕眶内有异物存留可能。

【病因】

1. 工业伤　多见于切割敲击作业时，发生异物迸溅伤，异物多为金属、玻璃，石块等。

2. 生活意外伤　多为突然碰撞或者跌倒，异物多为非金属及植物异物。

3. 爆炸伤　见于矿区作业，致伤物有石块、砂砾、玻璃、弹片等。

4. 枪弹伤　战争区多见，异物为弹药及金属。

【临床特征】

异物存留于眼眶前部，可能直接肉眼见到或者触摸到。位置深者，可能有异物穿通道、眼睑或眶内出血、肿胀等。

1. 机械性损伤　经皮肤入眶者，常见皮肤裂伤、出血、肿胀。经结膜进入者，可见结膜的裂伤和出血，小的裂口容易被出血遮盖。经眼球入眶内者，有眼球的裂伤甚至贯通伤，视力下降等。位于眼外肌的异物，可能造成眼球运动障碍和复视。异物伤及视神经者，可导致视力急剧下降。严重的异物伤可合并眼眶骨及颅面骨骨折。

2. 细菌感染　飞速入眶的异物,尤其是金属异物,由于在外界撞击时局部产生高热,同时由于速度快,与空气摩擦产生热,可起到一定的自然消毒作用,较少引起感染。植物异物表面粗糙,寄生菌多,容易引起眶内感染,形成蜂窝织炎、脓肿、瘘管和眼睑畸形。

3. 化学损伤　多由存留的异物继发引起,其严重程度与异物性质、大小和所在位置有关。如铜制异物引起非细菌性化脓性炎症,周围组织坏死,可形成瘘管,自发排除。铁质异物会在周围组织内形成铁锈沉着。

4. 机体自身反应　异物刺激引起的体内排斥反应,可形成异物肉芽肿,若离神经肌肉较近,可影响视功能及眼球运动。

【影像学检查】

影像学检查是确诊异物存在与否并明确异物位置的关键。首选 CT 检查,伤后不能先做 MRI 检查,除非明确排除金属异物。

1. X 线检查　根据异物对 X 线吸收的程度,可将异物分为阻光异物、部分阻光异物及非阻光异物。铜、铁、铅等重金属属阻光异物,X 线表现为致密影像;某些合金、金属矿石、玻璃、石块等属于部分阻光异物,显示为密度略高于眶内组织的影像;植物异物、塑料等属于非阻光异物,X 线片上不显影。

2. 超声检查　是排除球内异物的关键检查,对于眶内异物意义不大。因为异物与眶脂肪均为强回声,且导致超声波衰减,形成强回声光斑及后部的声影,只有异物较大或者异物周围出血、肉芽肿出现低回声区才能发现。

3. CT 检查　对紧邻球壁的金属异物,判断异物位于眼球内还是眼球外,有一定难度,应结合水平位与冠状位判断异物的确切位置。玻璃石块等异物,CT 可以明确显影。塑料异物与眼外肌的 CT 值相近,若位于脂肪内可以明确显示。植物性异物在早期,由于其密度较低,CT 值低于眶内软组织,CT 显影缺乏特异性,表现为低密度的不规则形或条索状,随时间变化,血液、组织液等浸入异物,逐渐与周围炎症组织形成高密度影,临床上受伤早期拍摄的

CT 检查,容易与眶内气体影像混淆,导致漏诊。

4. MRI 检查　对眶内非磁性异物,特别是植物性异物的显示优于 CT,植物异物信号低,炎性组织及软组织呈高信号。

【治疗】

1. 抗感染治疗　任何异物存留,都有感染的可能性。应该全身应用抗生素预防感染,或治疗已经发生的眶蜂窝织炎。选择广谱抗生素,儿童可给予头孢曲松钠 20~80mg/(kg·d),成人多选择二代头孢菌素类抗生素。对头孢菌素类抗生素过敏者,可选择喹诺酮类药物,如左氧氟沙星成人 0.5g/d,但是癫痫、妊娠、哺乳期妇女以及 18 岁以下患者禁用。

2. 异物取出　定位要准确,有纤维包裹的异物容易被发现。有瘘管者,异物位于瘘管的顶端。没有瘘管时,炎症反应最重的部位可能是异物所在位置。脓肿形成处,其内常有异物存留。取出异物后,要反复探查并对比异物影像大小判断是否还有异物残留。如果怀疑异物存留,即使影像学未显影,亦应行伤口和眼眶探查。

3. 金属异物　对于小的、表面光滑的眶后部异物,在没有压迫视神经及眼肌时,可给予抗炎治疗,暂不手术。铜质异物或较大异物影响眼外肌及视神经者,应手术取出。有磁性的异物,可以借助磁石帮助找寻异物。无磁性小的金属异物,嵌于组织内,往往取出困难。由于 MRI 在全身疾病的诊断中应用越来越广泛,对金属异物要求取出的比率逐渐增加。

4. 石块、玻璃、塑料异物　对眶内组织无化学刺激性,不是必须取出;若对眼正常功能有影响者,可考虑取出,但需定位准确,否则不易取出(图 20-21)。

5. 植物性异物　由于易感染,形成瘘管,应尽早取出。手术从原伤口入路,清除伤口部位的肉芽及感染灶,沿着窦道钝性分离,多数能找到异物。用过氧化氢溶液(双氧水)或者 5% 碘酊烧灼异物腔,已形成瘘管者,术中需将瘘道彻底清除(图 20-22,图 20-23)。术后留置引流条,72 小时拔除。

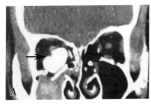
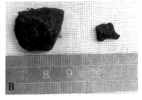

图 20-21　眶内异物

A. 箭头所示巨大石块异物占据眶腔；B. 由原伤口取出眶腔内石块

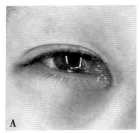
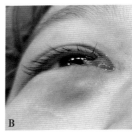

图 20-22　下睑树枝异物伤，初期漏诊，伤后 2 个月内眦角肉芽组织突出睑裂，反复流脓，局部红肿隆起

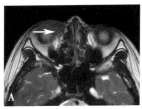
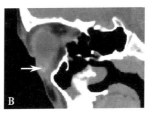
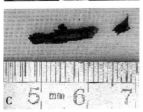

图 20-23　图 20-22 患者的影像学检查

A. MRI 显示等 T_1 长 T_2 信号异物影（黑色箭头所指）；B. CT 显示条状高密度影（白色箭头所指）；C. 由原伤口取出的树枝异物

6. 工业黄油　多为操作时失误,由高压枪喷射入眼眶,在组织内引起"干酪样肉芽肿",应尽早取出。由于黄油为黏稠液态,因添加剂不同,可呈现不同颜色及黏稠度,完全清除困难,只能是尽量取出,减轻异物对眼眶内神经肌肉等组织的刺激作用(图 20-24)。

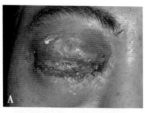
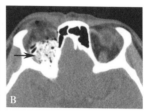
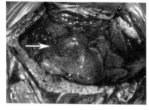

图 20-24　被高压黄油枪喷射,伤及眼眶的患者
A. 患者外眼照;B. CT 显示眶尖部高密度影(黑色箭头所指);C. 术中溢出的黑色黄油异物(白色箭头所指)

【预后】

多数预后良好。如存留的是植物或者工业黄油异物,常导致慢性炎症和感染。

(侯志嘉　周　军)